La depresión

SABERES

El presente texto es parte de la serie SABERES,
iniciativa de la Rectoría de la Universidad de Chile,
orientada a la *difusión científica*.
Editor General: Jorge Martínez W.

362.25
D424e La depresión: ¿Enfermedad o sufrimiento vital? /
Dra. Graciela Rojas, editora.
1a. ed. – Santiago de Chile: Universitaria, 2023.
123 p.: Il., Gráfcs., Tablas; 13,5 x 21,5 cm. – (Saberes)
Incluye referencias.

ISBN Impreso: 978-956-11-2995-5
ISBN Digital: 978-956-11-2996-2

1. Depresión. 2. Depresión – Aspectos sociales. 3. Depresión infantil.
4. Depresión en adolescencia. I. Rojas, Graciela, ed.

Texto compuesto en tipografía *Palatino LT Std* 11/13

Se terminó de imprimir esta
PRIMERA EDICIÓN
en los talleres de Eclipse Impresores JR.
Bío Bío 565/569, Santiago, Chile
en febrero de 2023.

DIAGRAMACIÓN
Yenny Isla Rodríguez

DISEÑO DE PORTADA
Matías Contarino

IMÁGENES INTERIOR
www.pixabay.com

www.universitaria.cl

IMPRESO EN CHILE / PRINTED IN CHILE

Dra. Graciela Rojas, editora

La depresión

¿Enfermedad o sufrimiento vital?

UNIVERSIDAD DE CHILE

EDITORIAL UNIVERSITARIA

Índice

Introducción

El mundo entero aún atraviesa por una crisis sanitaria de gran envergadura que, a su vez, ha provocado una crisis socioeconómica que ha afectado a los grupos más vulnerables del planeta. A la fecha, han muerto más de 6 millones de personas, se ha obligado al confinamiento de las personas por tiempos prolongados e inciertos, y se ha limitado al máximo la movilidad de estas entre los continentes y los países.

En este contexto, la salud mental, tantas veces excluida de las políticas públicas, ha cobrado relevancia. La pandemia ha ofrecido una oportunidad. La incertidumbre frente a la enfermedad, la pobreza y el confinamiento han sido factores que han determinado la aparición de síntomas emocionales y de trastornos mentales comunes en una parte importante de la población mundial, añadiendo sufrimiento y problemas económicos por incapacidad laboral.

Este libro pretende dar a conocer distintos aspectos de una de las enfermedades mentales más comunes –la enfermedad depresiva–. Esta ha sido abordada en ocho capítulos, a lo largo de todo el ciclo vital, y ha considerado los distintos factores que influyen en su aparición y desarrollo.

El libro está dividido en dos partes. La primera entrega una mirada multidisciplinaria: desde la epidemiología se aportan cifras y se aclaran los factores de riesgo; desde el psicoanálisis se pretende ir más allá que el modelo biomédico tradicional para explicar su origen y tratamiento, incorpora el tema del sufrimiento humano y, no menos importante, nos entrega elementos de las ciencias sociales para entender sus determinantes.

La segunda parte la describe en las distintas etapas del ciclo vital y nos recuerda que esta se presenta también en los niños, que en los adolescentes adquiere ciertas complejidades pero que se puede presentar en cualquier momento del ciclo de vida hasta la vejez.

Hemos querido contribuir así a la desestigmatización de la enfermedad depresiva y a la necesidad de que esta sea entendida en toda su complejidad. Esperamos con este libro aumentar nuestra sensibilidad ante el sufrimiento que implica la enfermedad y, a la vez, queremos que esta sea considerada en las políticas públicas.

Algunos testimonios pretenden dar rostro humano a las palabras de los autores.

Parte 1

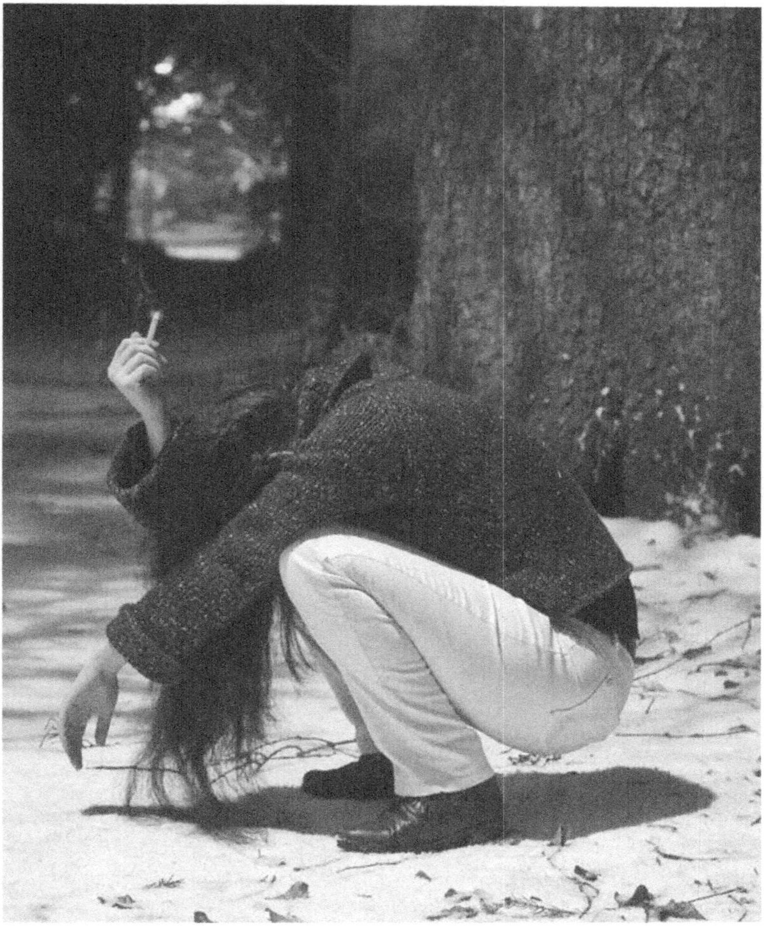

La depresión: ¿una enfermedad común?

Graciela Rojas, Pablo Martínez

Los seres humanos reaccionamos con tristeza ante eventos de vida traumáticos o desagradables o cuando estamos inmersos en un contexto adverso. Son reacciones normales y esperadas. No es normal que, ante la muerte de un hijo, una madre se sienta feliz o que ante una situación de endeudamiento financiero nos sintamos aliviados y contentos.

Si estas reacciones son normales, ¿cuándo entonces hablamos de depresión?, ¿cuándo estamos frente a una enfermedad depresiva? La respuesta más simple: cuando hay distintos síntomas estos adquieren una determinada intensidad, están presentes por un tiempo determinado y afectan nuestra funcionalidad cotidiana.

En las últimas décadas se ha reconocido y aceptado que la depresión es una enfermedad grave, que produce grados importantes de discapacidad en las personas que la sufren, situaciones muy negativas para su entorno familiar y social con las consecuencias económicas que ello implica para toda la sociedad. Pero también se reconoce que existen tratamientos muy eficaces que permiten que las personas que hayan sufrido la enfermedad recuperen una vida normal, es decir, se recuperen.

¿En qué consiste la enfermedad llamada depresión? Es una alteración del estado de ánimo que tiene dos síntomas esenciales –la disminución del ánimo y la incapacidad para disfrutar de la vida– y síntomas secundarios. Los síntomas de la depresión pueden agruparse en emocionales –tristeza, angustia, irritabilidad–, cognitivos –alteración de la memoria, desconcentración, ideas de muerte, de incapacidad–, físicos-alteración del sueño, del apetito, cansancio– y conductuales –disminución o incapacidad en las actividades cotidianas, ya sea laborales o familiares–. Las clasificaciones internacionales exigen que la sintomatología esté presente la mayor parte del día, casi todos los días por, al menos, dos semanas.

Las personas se sienten tristes, sin esperanzas, vacías y/o pueden haber perdido el interés o placer por actividades que habitualmente eran placenteras. A la misma persona le preocupa que ya no sea capaz de realizar sus hobbies, que no disfrute de la compañía de sus seres queridos y que funcione a un ritmo menor al habitual o que, sencillamente, abandone sus actividades habituales. A esta sintomatología se agregan los otros síntomas secundarios conformando un estado de malestar generalizado con una combinación de síntomas físicos, emocionales, cognitivos, que cambian radicalmente la vida de la persona y su interacción con el medio.

¿Cómo ha sido posible que hoy reconozcamos a la depresión como una enfermedad?

Hay varias explicaciones para este reconocimiento y esta aceptación social.

En la década de los años 1980 una serie de estudios epidemiológicos llevados a cabo en distintos lugares del mundo reveló que la depresión era una enfermedad muy frecuente en la población general.

De acuerdo con estimaciones de la Organización Mundial de la Salud, más de 300 millones de personas en el mundo estarían afectadas por depresión (4,4% de la población mundial). La Encuesta Nacional de Salud 2016-2017, en Chile, señala que una de cada dieciséis personas adultas padece una depresión, es decir, poco más de un millón de personas.

Luego la investigación científica entregó la evidencia que esta patología se asociaba a altos grados de discapacidad con lo cual también la condición pasó a tener una implicancia económica para la familia y para la sociedad.

Al respecto, las cifras globales y nacionales son bastante reveladoras. La depresión es la principal causa de discapacidad en el mundo, siendo responsable del 7,5% de todos los años vividos con discapacidad. En Chile, el año 2019, se cursó casi un millón y medio de licencias por trastornos mentales, siendo el grupo de enfermedades que más requirió de reposo médico, entre las que la depresión logró un lugar destacado.

A lo anterior se agrega el hecho que en la década de los años 1950, aparecieron los primeros fármacos antidepresivos que demostraron que la enfermedad tenía una curación y que su tratamiento podía ser efectivo.

Los primeros antidepresivos fueron encontrados casualmente. La iproniazida, un medicamento originalmente desarrollado con fines antituberculosos, demostró como efecto secundario la estimulación del sistema nervioso central. En 1957 este fármaco fue probado en pacientes psiquiátricos, logrando un 70% de mejoría en los casos deprimidos. Este se constituyó en el primer antidepresivo inhibidor de la monoaminooxidasa, que en los años sesenta sería abandonado por sus efectos colaterales. Por otra parte, el éxito de la clorpromazina en el tratamiento de la esquizofrenia motivó la búsqueda de antipsicóticos más potentes. Esto llevó al desarrollo de la Imipramina, que no resultó tener propiedades antipsicóticas en pacientes con esquizofrenia, pero logró activar y mejorar el ánimo sustantivamente en pacientes con depresiones graves. La Imipramina fue aprobada en 1959 por la Food and Drug Administration (FDA) para el tratamiento de la depresión, estableciendo la clase de antidepresivos llamados tricíclicos. Este grupo de antidepresivos permitió el tratamiento exitoso de la enfermedad, pero con síntomas secundarios desagradables para las personas. Posteriormente se han desarrollado nuevos fármacos antidepresivos que, siendo muy eficaces, resultan mejor tolerados.

Una pregunta muy frecuente es ¿quiénes pueden sufrir un episodio depresivo o quiénes se ven más afectados por la depresión?

La epidemiología psiquiátrica no ha dejado dudas que ser mujer y pertenecer a los grupos socioeconómicos más vulnerables son factores de riesgo para deprimirse.

Según las estimaciones sanitarias de la Organización Mundial de la Salud, la depresión es casi el doble más común en mujeres (5,1%) que en hombres (3,6%). En Chile, de acuerdo con los resultados de la última Encuesta Nacional de Salud 2016-2017, estas diferencias son aún más marcadas, siendo la depresión cinco veces más común en mujeres (10,1%) que en hombres (2,1%).

Si bien los estudios científicos señalan que algunas diferencias biológicas por ejemplo, por el rol de las hormonas sexuales, pueden contribuir a que la depresión sea más frecuente en mujeres que en hombres, sin embargo son las desigualdades sociales, económicas y políticas entre mujeres y hombres, es decir, las inequidades de género, las principales responsables de las diferencias en las prevalencias mayores de la depresión en mujeres que en hombres. Al respecto, cuestiones como la sobrecarga de roles –trabajar de manera remunerada y ser la principal responsable del trabajo doméstico–, la discriminación de género y la violencia contra las mujeres –el abuso sexual en la infancia y adolescencia, la violencia doméstica– contribuyen de manera muy importante a la aparición de depresión en mujeres.

Más allá del género, la pobreza, el desempleo, el endeudamiento, los problemas habitacionales, la inseguridad alimentaria, la violencia social y la mala calidad del vecindario constituyen algunas características socioeconómicas que se asocian con mayor riesgo de depresión, y que, cuando están presentes, afectan particularmente a las mujeres. En este sentido, de particular interés es el bajo nivel de educación, que puede limitar gravemente los recursos individuales de las mujeres para enfrentar satisfactoriamente sus problemas cotidianos, aumentando de manera importante el riesgo de depresión.

La pandemia que hemos debido enfrentar durante los años 2020 y 2021 ha puesto en evidencia la vulnerabilidad de la mujer. Han sido estas las más afectadas por la crisis socioeconómica que ha acompañado a la crisis sanitaria. La pandemia ha develado las desigualdades de género, la intensidad del trabajo doméstico no remunerado, la violencia en el hogar y la segregación de las mujeres frente al trabajo. Los resultados de una encuesta nacional sobre el malestar psicológico a mediados del año 2020, en Chile, demostraron que aproximadamente la mitad de las mujeres (48,93%) reportaron que su ánimo había empeorado luego de que las medidas de distanciamiento social fueran implementadas en el país, en comparación a un 38,42% de los hombres que indicaron dicha tendencia.

Un factor de riesgo muy importante para presentar un episodio depresivo es el antecedente familiar. La depresión se concentra en algunas familias. Si los hermanos, padres y/o abuelos biológicos de una persona sufren de depresión, es muy probable que esta otra persona tenga un riesgo elevado de padecer la enfermedad. El antecedente familiar se ha relacionado también con la mayor recurrencia y gravedad de la depresión. Al respecto, este antecedente parece reflejar las múltiples y complejas causas de la depresión, con influencias tanto genéticas como ambientales. Mientras que los componentes genéticos de la depresión aún no han sido totalmente clarificados, parece ser que la contribución de los eventos vitales estresantes –muerte de algún familiar, separación conyugal, cesantía, confinamiento– es aún más marcada entre aquellos individuos con cierta predisposición genética.

La depresión es una enfermedad que se presenta en la adultez temprana y puede recurrir a lo largo de toda la vida, siendo más frecuente en las etapas medias.

Los datos de la Organización Mundial de la Salud sugieren que los trastornos depresivos son comunes a lo largo del ciclo vital, iniciándose en la adolescencia para alcanzar su mayor prevalencia en torno a los 60 años, con cifras sobre 7,5% para mujeres y 5,5% para hombres. En cambio, en nuestro país, según la Encuesta Nacional de Salud 2016-2017, los datos indican que, entre las personas adultas, estos son más frecuentes en torno a los 45 y 54 años de edad, grupo etario donde se eleva sobre el promedio (8,5%). Un estudio nacional sobre los trastornos mentales en menores de edad, efectuado en cuatro ciudades del país (Santiago, Iquique, Concepción y Cautín), confirmó que la depresión también es frecuente en niños y adolescentes (4 a 18 años).

Como ya se ha mencionado anteriormente, existe un conjunto de factores que se relacionan con un mayor riesgo de depresión: el género, las condiciones socioeconómicas, factores genéticos y eventos vitales estresantes, sean estos en la infancia temprana –muerte de los progenitores, abuso sexual infantil, abandono–, como en la vida adulta –divorcio, enfermedad personal o de un familiar, muerte de un hijo o hija, cesantía–. Estos factores interactúan entre sí, volviendo vulnerables a ciertas personas. Por ejemplo, una mujer de 40 años, jefa de hogar, con antecedentes de abandono en la infancia, que vive en un ambiente de vulnerabilidad social, debe enfrentar un ataque violento de un hijo en el barrio.

No obstante, no todas las personas bajo las mismas condiciones se deprimen. Hay quienes que tienen factores protectores, como ciertos rasgos de personalidad, redes sociales de apoyo, y, que logran enfrentar situaciones muy adversas con mecanismos adaptativos exitosos.

¿Existe un solo tipo de depresión o hay varios?

Los tipos más frecuentes son la así llamada Depresión Mayor caracterizada por los síntomas ya descritos, que se presentan con una intensidad que interfiere con las actividades habituales de la persona, y el Trastorno depresivo persistente o distimia, que se caracteriza por sintomatología de larga duración, aproximadamente dos años, y la intensidad de los síntomas es menor que en el caso de la depresión mayor.

Se reconocen otros tipos de depresión asociados a periodos o eventos de la vida, como la depresión perinatal, la depresión posparto o la depresión geriátrica.

También puede ser que la enfermedad depresiva se dé en una persona que presenta un Trastorno bipolar, y en este caso el episodio depresivo se manifiesta junto a episodios de euforia o aumento de la actividad.

En el así llamado Trastorno Afectivo Estacional la depresión aparece en determinadas estaciones del año, por lo general, a finales del otoño o principios del invierno, y desaparece en la primavera y el verano.

En algunos casos de depresiones graves esta aparece con síntomas psicóticos, es decir, la persona tiene un juicio de realidad alterado y presenta ideas o creencias falsas fijas, como padecer de una enfermedad, ser culpable de hechos que le han ocurrido a familiares, ser repentinamente incapaz de trabajar (delirios) o escucha o ve cosas inquietantes que otros no pueden oír o ver (alucinaciones).

La depresión tiene en la actualidad tratamientos muy efectivos. De acuerdo con la intensidad del caso, se recomiendan intervenciones psicoterapéuticas para las depresiones más leves y una combinación de psicoterapia y farmacoterapia para los casos más graves.

En la actualidad existen variados tipos de psicoterapias, las que tienen sus propias teorías para explicar el comportamiento humano y los factores que contribuyen al cambio en psicoterapia. Algunas se enfocan en cambiar pensamientos disfuncionales, en aumentar las interacciones positivas con el entorno, en abordar los problemas en las relaciones interpersonales del paciente, o en el entendimiento de conflictos repetitivos, entre otras. A pesar de la importante variedad, y de que la evidencia sugiere que algunas psicoterapias pueden ser particularmente efectivas en el tratamiento de la depresión, las características de la relación entre el terapeuta y el paciente parecen ser muy importantes en el éxito de las psicoterapias.

En la actualidad existen fármacos efectivos para el tratamiento de la enfermedad y, como ya dijimos, a lo largo de la historia se han ido desarrollando moléculas que tienen efectos secundarios más tolerables para las personas.

Hoy en día los fármacos inhibidores de la serotonina –entre los cuales se encuentran la fluoxetina y la sertralina– son los más recomendados.

El tratamiento de un cuadro depresivo dura al menos 6 meses si la persona no tiene antecedentes previos, y puede ser de por vida si la persona ha presentado varios episodios a lo largo de su vida, de modo que la adherencia al tratamiento es muy importante y es un problema, pues las personas tienden a suspenderlo una vez que la sintomatología ha remitido. Para aumentar la adherencia a los tratamientos los servicios de salud han desarrollado distintas estrategias educativas y de seguimiento de estos.

Dado que la enfermedad depresiva es muy frecuente y tiene consecuencias muy negativas para la persona, su familia, su entorno y la sociedad, ha sido incorporada en nuestro país a las políticas públicas.

Un hito relevante fue la incorporación de la depresión en el Régimen de Garantías Explícitas en Salud (GES) a fines del año 2005. Este régimen establece un conjunto de derechos para beneficiarios de los sistemas público y privado, los que se constituyen en ley para las ISAPRES y FONASA. En el caso del GES depresión, se estipula que: 1) todo beneficiario de 15 años o más con confirmación diagnóstica de depresión tendrá acceso a tratamiento; 2) desde la confirmación del diagnóstico el tratamiento será provisto oportunamente, y los casos derivados a médico especialista deberán recibir consulta en un plazo de 30 días; 3) todo beneficiario tendrá protección financiera, debiendo pagar un porcentaje del arancel total (copago). La GES de calidad queda definida como el otorgamiento de las prestaciones específicas para la depresión por un prestador acreditado o certificado.

Referencias

Ministerio de Salud. Documento segunda entrega de resultados: tercera Encuesta Nacional de Salud (ENS) 2016-2017. Santiago: Ministerio de Salud, 2019.

World Health Organization, 2017. Depression and other common mental disorders: global health estimates. World Health Organization, Geneva.

Duarte F., Jiménez-Molina A. Psychological distress during the COVID-19 epidemic in Chile: the role of economic uncertainty. *MedRxiv* 2020.09.27. 20202648 [preprint].

Testimonio

"Se deprimió. Es piloto naval. Su polola terminó la relación. Sus compañeros no pueden verlo llorar".

Cuando la depresión no es patología: Más allá del modelo biomédico[1*]

Juan Pablo Jiménez De la Jara

La investigación en Psiquiatría y Salud Mental ha llegado a descubrir algo que los clínicos sabemos desde hace mucho tiempo, a saber, que la condición que llamamos "depresión" es extraordinariamente diversa en su presentación clínica y en su etiopatogenia, es decir, en la manera como el sujeto la experimenta y en sus causas y mecanismos de aparición y mantención. Además, que cuando la depresión es severa y crónica puede llegar a ser muy incapacitante, pero también, cuando es leve, es una experiencia ciertamente no placentera pero que no solo no nos impide desarrollar nuestras actividades cotidianas habituales –cuando, por ejemplo, decimos, "en estos días me he sentido bajoneado"–, sino que puede llegar a ser una oportunidad de desarrollo y crecimiento como persona.

Así, depresión puede ser un trastorno posible de ser clasificado dentro de las taxonomías en boga (Depresión mayor, Depresión bipolar, Distimia, Depresión recurrente, Depresión crónica, etc.). En este caso, depresión se entiende, a la luz del modelo biomédico de enfermedad, como una entidad que existe en sí misma, más allá del diagnóstico, y que tiene causas y mecanismos intrapersonales de producción, sean estos biológicos o psicológicos. En el otro extremo, solemos llamar depresión a la respuesta a un evento externo, por ejemplo a una tragedia como la muerte

1 *Juan Pablo Jiménez Dr. Med. Psicoanalista, Profesor Titular de Psiquiatría, Universidad de Chile. Director Instituto Milenio para la Investigación en Depresión y Personalidad, MIDAP.

de un familiar querido ("está muy deprimida, se le acaba de morir su esposo"). Pero también hablamos de personalidad depresiva o temperamento afectivo cuando decimos, por ejemplo, "este hombre es un melancólico, siempre ve el aspecto negativo de las cosas". Desde luego, todos hemos estado alguna vez "bajoneados", donde la depresión es un estado mental transitorio, generalmente producto de algún tropiezo o dificultad transitoria que enfrentamos en la vida.

Asimismo, y esto en el ámbito más profesional, los psiquiatras diagnosticamos depresión como una condición subyacente a quejas como fatiga, debilidad, falta de energía, insomnio, dolor de espalda, cefalea, aun cuando el consultante no tenga conciencia de estar "deprimido", es decir, cuando los síntomas más relevantes de la depresión clínica, ánimo bajo, anhedonia o incapacidad para disfrutar y baja autoestima con autorreproches no sean a primera vista tan aparentes.

Es sabido además que enfermedades primariamente médicas, como el hipotiroidismo u otras, pueden expresarse clínicamente con las características de una depresión. Suele suceder que el tratar la condición médica subyacente devuelve al consultante la sensación de bienestar y la depresión se desvanece.

La verdad es que poco ha cambiado en este sentido desde que Freud escribiera en su ensayo *Duelo y Melancolía* (1915 [1917]), que "La Melancolía[2], cuyo concepto no ha sido aún fijamente determinado ni siquiera en la psiquiatría descriptiva, muestra diversas formas clínicas a las que no se ha logrado reducir todavía a una unidad, y entre las

2 Depresión es el término con que nombramos lo que tradicionalmente, desde la época del auge de la cultura griega, se llamó Melancolía. Sin embargo, como veremos, el término melancolía tiene tintes positivos que la depresión no tiene.

cuales hay algunas que recuerdan más las afecciones somáticas que las psicógenas...".

Pero esto no es todo, el asunto se nos ha complicado aún más. En las últimas décadas, sociólogos e investigadores en Salud Mental han destacado que el término "depresión" ha expandido aún más su polisemia y, con ello, disminuido su precisión diagnóstica, hasta llegar a ser una expresión preferida para manifestar el malestar social individual y colectivo. Los grafiti que tapizaron las murallas de Santiago durante el estallido social de octubre de 2019 son muy reveladores a este respecto: "No era depresión, era capitalismo", decía uno, donde el malestar social/depresión, se atribuía al modelo económico. Otro planteaba: "Esta es la rabia que trataron de acallar con fluoxetina", aludiendo acá, primero, a una emoción subyacente al malestar social –rabia contenida y transformada en desesperanza– y, segundo, al mecanismo psicosocial de transformar ese malestar medicalizándolo como una patología que debe ser tratada con antidepresivos. Aquí el estudio de la depresión entra de lleno en el tema de los determinantes sociales del bienestar y del malestar subjetivo individual y colectivo, y nos obliga a entender el fenómeno en el horizonte más amplio de la inter y transdisciplina y de la interseccionalidad. Es claro que el Sistema de Salud, y de Salud Mental en particular, no puede hacerse cargo de condicionantes que dependen de la situación de desigualdad social extrema y de desastre ecológico al que nos ha conducido un modelo de desarrollo que solo considera variables macroeconómicas, pero que es sordo y ciego al impacto y sus consecuencias en la percepción y la subjetividad de una mayoría que se siente desprotegida y maltratada por el Estado y por la sociedad (Jiménez 2020).

Para ser justos, creo que la propia investigación en Salud Mental ha contribuido a esta expansión del significado de depresión, más allá del diagnóstico clínico. En epidemiología es frecuente el uso de tamizajes (*screening*), que buscan ubicar en una comunidad grupos que están en mayor riesgo de padecer de una patología para así concentrar los esfuerzos sanitarios en ese grupo. En investigación epidemiológica en depresión se utilizan instrumentos (como el PHQ9), generalmente autorreportes, que miden síntomas depresivos, aun cuando estos no permiten diagnosticar "depresión clínica", sino solo sospecha de esta. Por ejemplo, en la encuesta de Salud de 2017 (MINSAL) el 15,8% de la población general sobre los 18 años de edad reportó haber sufrido de síntomas depresivos el último año, pero solo el 6,2% fue diagnosticado *clínicamente* con esta patología. Entonces debemos pensar que esa fracción de la población con síntomas depresivos que no alcanzan a configurar una depresión clínica son personas que sienten un malestar que no es necesariamente patología. Por cierto, si el malestar se intensifica y se hace muy frecuente, esas personas enfermarán, pero muchas no lo harán y serán capaces de modificar en la realidad los motivos que originan el malestar (Jiménez *et al.* 2020, Jiménez 2021). Así, llegamos al tema de la depresión como adaptación. En este capítulo trataremos de entender la depresión como adaptación desde dos perspectivas teóricas: desde la teoría de la evolución y desde el psicoanálisis. Como veremos, ambas vertientes son muy parecidas en su manera de entender la relación más bien borrosa entre patología y normalidad.

Partamos diciendo que frente a una persona que se presenta con ánimo bajo, anhedonia o incapacidad para disfrutar, y baja autoestima con autorreproches, es decir, con un cuadro depresivo, debemos plantearnos la pregunta: ¿Cuándo la depresión es, en un caso particular, un estado patológico sin función alguna (como ictericia o epilepsia), una defensa adaptativa (no patológica, como dolor por una torcedura o diarrea aguda por intoxicación alimentaria), o una defensa sobrepasada que llega a constituir patología (como dolor crónico o deshidratación por diarrea prolongada)?

Tanto la teoría de la evolución como el psicoanálisis nos arrojan luces para entender cómo y cuándo una depresión puede ser una respuesta adaptativa a situaciones de la vida, esto es, más que patología una señal de alerta frente a conflictos.

Que nuestros genes controlan el desarrollo de nuestras manos y cerebro para que tengamos la ventaja de manipular objetos es bastante claro. En la evolución de nuestra especie, los cambios en nuestro cuerpo y el comportamiento debido a ello en los genes pueden dar lugar a la selección de aquellos cambios que son más favorables para la supervivencia y la reproducción. El pensamiento darwiniano sobre medicina también puede ayudar a entender el origen de varias enfermedades. El ejemplo más claro es la mutación que da lugar a la anemia de células falciformes, que es más común en zonas de infección por malaria, ya que puede proteger contra la infección debida a la estructura modificada de la hemoglobina en los glóbulos rojos.

Pero la depresión es un estado emocional complejo, y si queremos entender la depresión en relación con la evolución de nuestra especie, debemos primero considerar las emociones. Una característica común entre los diferentes estados emocionales es que son una respuesta a señales, tanto externas como internas, que están vinculadas a una recompensa positiva o a un daño. Han evolucionado para que el individuo sobreviva mejor. El miedo es una emoción que ayuda a un individuo a escapar de una situación peligrosa, mientras que el placer anima a un individuo a tratar de repetir las acciones, como el sexo, que le dieron origen. Se pueden dar argumentos similares para otras emociones, como la ira, el asco y la tristeza.

La tristeza, por su parte, es una emoción clave en relación con la depresión, ya que es la emoción más estrechamente vinculada a esta. A lo largo de los siglos la melancolía se ha descrito en ocasiones como "tristeza sin causa", porque es una forma de aflicción sin motivo aparente. Se trata más bien de un estado de ánimo de pesadumbre o desazón que nos sorprende como una niebla repentina que lo tiñe todo de gris y nos impide ver con claridad. A pesar de su polimorfismo, se trata de un sentimiento universal que atraviesa fronteras físicas y temporales. La tristeza es una emoción universal y tiene una expresión facial común asociada que se reconoce en muchas culturas diferentes. La tristeza suele estar causada por una pérdida de algún tipo, desde una persona hasta dinero. Está estrechamente vinculada a la pérdida del apego a un hijo o a una pareja, pariente o amigo cercano. El apego es adaptativo desde un punto de vista evolutivo, sobre todo en relación con el vínculo entre la madre y el hijo, y la pérdida de este apego, aunque sea breve, puede causar tristeza en los niños pequeños y hace que busquen al padre. El apego también es importante para las parejas y su pérdida promueve la tristeza y la búsqueda de la pareja. La tristeza también puede ser consecuencia de otras pérdidas, desde el dinero hasta la falta de éxito en el trabajo o ideales de vida venerada, y su función biológica y evolutiva es motivar al individuo a recuperar lo que se ha perdido. La tristeza nos impulsa a restablecer el apego y es, desde el punto de vista evolutivo, una importante emoción adaptativa. La tristeza causada por el duelo es el coste de haber estado apegado, y puede también actuar como una señal social que es, a la vez, una petición de ayuda y simpatía. La tristeza deja de ser adaptativa cuando, precisamente, pierde su relación con la situación que la desencadena y se transforma en "tristeza sin causa" y, más que una motivación a modificar la realidad, llega a ser señal de una claudicación frente a esta (la pérdida se percibe como irreparable y esa irreparabilidad "tiñe" la percepción de uno mismo como incapaz e incompetente; en palabras de Freud, "la sombra del objeto perdido cae sobre el yo").

La evolución entra en escena

Charles Darwin, el padre de la teoría de la evolución, se preguntaba en 1887: "Un dolor o sufrimiento continuado, de cualquier tipo, causa depresión y disminuye el poder de acción; sin embargo, esta es una buena adaptación para proteger una creatura en contra de un mal mayor para el cual no se está preparado" (Charles Darwin, 1887). La hipótesis adaptacionista plantea, entonces que, dentro de ciertos rangos, el ánimo depresivo capacita al individuo para afrontar adaptativamente situaciones poco propicias en las que el esfuerzo de perseguir un objetivo mayor lo expone al peligro, a la pérdida, al daño corporal o simplemente a un esfuerzo inútil. En tales situaciones, el pesimismo y la falta de motivación inhiben actos peligrosos o inútiles cuando el objetivo deseado se revela como inalcanzable. La depresión se resuelve cuando se abandona ese objetivo (Nesse 2000). Pensemos en alguna persona que ha luchado denodadamente durante largos años por mantener una empresa a flote y financieramente viable. Gran parte de su bienestar psicológico está basado en ese emprendimiento; sin embargo una y otra vez comprueba que su empresa no es viable y que si sigue invirtiendo en ella perderá todo lo que tiene. Para evitar eso último se declara en quiebra y al poco tiempo se deprime. Al reflexionar sobre su experiencia como empresario comprende que tomó decisiones erradas basadas en una idea poco realista del mercado y de sus propias capacidades. No sin tristeza y dolor decide, con el poco capital que logra conservar después de la quiebra, abandonar sus expectativas desmesuradas y recomenzar una actividad más acotada y menos ambiciosa. Después de un tiempo recupera un sentimiento realista de bienestar y el ánimo depresivo se desvanece. Esta situación ficticia ejemplifica cómo una depresión puede ser una defensa adaptativa frente a un medioambiente que no es proporcional a las expectativas de un individuo. De acuerdo con la hipótesis adaptacionista, el desánimo y los síntomas asociados contribuyen con el manejo de situaciones inapropiadas o potencialmente dañinas; por ejemplo, comunicando una necesidad de ayuda o actuando como señal de sumisión frente a los demás en conflictos interpersonales o sociales en torno a la jerarquía cuando no existen posibilidades de resultar victorioso. Las conductas de sumisión o subordinación frente a situaciones vitales difíciles permiten reducir la agresión recibida (todos hemos visto una pelea de perros, donde el vencido se retira "con la cola entre las piernas"). Se evita así un gasto energético innecesario y, cuando se trata de luchas interpersonales en un grupo, se evita la expulsión de la comunidad, lo que, a su vez, facilita la búsqueda de ayuda y soporte social.

Este doble aspecto de la depresión como adaptación, a saber, sufrimiento por un lado y por el otro oportunidad para producir un cambio hacia un bienestar más realista y maduro, es quizás lo que explique que, a lo largo de los siglos, todas las culturas celebren alguna forma de melancolía, aun cuando también traten de domeñarla con ritos, narraciones y ceremonias religiosas. Filósofos griegos, como Platón y Aristóteles destacaban que debemos a la melancolía las mayores bendiciones, y la definían como un "don divino". Aristóteles se preguntaba sobre la relación entre melancolía y genialidad: "¿Por qué parecen ser de temperamento melancólico todos los hombres que se han destacado en filosofía, poesía y arte?". Pareciera así que en el proceso de superación del ánimo depresivo hay un mecanismo universal de crecimiento personal y cambio psicológico que, incluso, está en la base de los procesos creativos.

El pensamiento de Freud, creador del psicoanálisis, está fuertemente influenciado por las ideas de Darwin.

De hecho, las explicaciones evolucionarias sobre la función adaptativa de la depresión son totalmente compatibles con la teoría psicoanalítica del desarrollo psicológico individual y del impacto de las pérdidas significativas en la génesis de la depresión. Esto es muy claro si consideramos el rol articulador que tiene la teoría del apego entre ambas perspectivas, la evolucionaria (*evo*, por *evolution* en inglés) y la perspectiva psicoanalítica del desarrollo individual (*devo*, por *development* en inglés).

John Bowlby, psicoanalista británico, padre de la teoría del apego e introductor de la etología en la psicología individual, plantea que, "en el caso de sistemas biológicos, la estructura toma una forma que está determinada por el tipo de ambiente en el cual el sistema ha estado de hecho operando durante su evolución… A este ambiente yo propongo llamarlo 'ambiente de adaptación' del sistema. Solo dentro de su ambiente de adaptación se puede esperar que un sistema opere eficientemente" (John Bowlby 1969). De esta afirmación se deduce que, para entender el rol de la tristeza como señal de pérdida y su impacto en la génesis de la depresión, debemos conocer las características del "ambiente de adaptación" en el cual se formó y desarrolló nuestra especie humana. Nuestro cuerpo, mente y cerebro evolucionaron durante millones de años para adaptarse al medioambiente de la sabana africana. A partir de la aparición de la agricultura, hace unos 10.000 años, empieza un proceso de "modernización" individualista que se ha acelerado en los últimos siglos y decenios. Pero, ¿cuáles eran las características adaptativas al ambiente "original" que permitieron la sobrevivencia exitosa de nuestra especie? En el grupo humano primigenio las relaciones eran emocional y físicamente cercanas y colaborativas. Fue en el seno de estas relaciones estrechas que surgieron el apego, el lenguaje y la mentalización. La adaptación a los cambios ambientales catastróficos en África crearon condiciones para que se seleccionara genéticamente un homínido capaz de concienciar y de crear cultura. Desde la aparición del lenguaje, hace no más de 70.000 años, aparece la cultura, que evoluciona según leyes propias ejerciendo presión selectiva sobre nuestros genes. Las creaciones culturales modifican nuestro cerebro. El hombre "construye" cultura con su inteligencia y lenguaje y, con ello, nuevas formas, más rápidas de adaptación; con ello la especie humana evitó la extinción, destino que sufrieron nuestros parientes homínidos. A su vez, los nichos culturales ejercen, de vuelta, presión selectiva sobre ciertas estructuras genéticas y, de esta forma, la cultura transforma el genoma humano. Los seres humanos somos así, simultáneamente, seres naturales y seres culturales donde genética y medioambiente (natural y cultural) están en permanente interacción. Llamamos cultura a los patrones explícitos e implícitos de comportamiento, adquiridos y transmitidos mediante símbolos y sus artefactos; el centro de la cultura consiste en ideas tradicionales y sus valores. La cultura sostiene al grupo a través del tiempo, organiza las relaciones y facilita el bienestar del individuo. La cultura existe en la "cabeza" de los individuos pero también en el mundo, de modo que los procesos psicológicos y la cultura se constituyen de manera mutua y constante a lo largo del tiempo. La cultura da forma a los pensamientos y emociones a la vez que es modelada por ellos. De este modo, la melancolía se transforma en un fenómeno cultural que modifica la expresión de la depresión en una cultura particular. Por ejemplo, en comunidades tradicionales chinas, la experiencia de depresión es más "física" que "psicológica". Rara vez los pacientes reportan sentimientos de tristeza o desánimo. En estas comunidades la expresión de sentimientos, especialmente de afectos negativos, se considera culturalmente reprobable. En cambio, presentan molestias como dolor, somnolencia, fatiga y aburrimiento. Algo semejante sucede en comunidades agrícolas occidentales.

Del mismo modo como la teoría de la evolución entiende el presente de la especie humana en función de su historia evolutiva, para el psicoanálisis las preocupaciones psicológicas del presente, normal y patológica, son un reflejo de precursores infantiles. Las experiencias e interacciones de los primeros años de vida con los cuidadores primarios fijan patrones que forman expectativas inconscientes a través de las cuales entendemos y enfrentamos la vida. La identificación de estos patrones infantiles es un aspecto crucial de la comprensión de una persona adulta. Por ejemplo, en psicoanálisis se sabe, mucho antes de la investigación moderna de la interacción madre-bebé, que los ánimos depresivos de la madre durante los primeros dos años después del nacimiento crean en el niño una tendencia a la depresión (aunque esta misma pueda no manifestarse sino hasta muchos años después). Para el psicoanálisis tales bebés logran su sentido de unidad y armonía (apego) con la madre deprimida no por medio de sus logros en el desarrollo, sino a través de producir en ellos mismos el ánimo de la madre.

En dos ensayos pioneros Freud definió la relación del duelo, de las pérdidas y de las separaciones con la génesis de la depresión.

En *Duelo y Melancolía* (1917), Freud entendió la depresión como la reacción a una pérdida de un objeto real o imaginario. Sin embargo lo esencial no es la pérdida misma, sino cómo esta es codificada, interpretada por el pensamiento consciente y la fantasía inconsciente que organizan la experiencia de la pérdida. Así, el objeto debe ser psíquicamente construido como perdido. Pero no basta la pérdida para producir una depresión, es necesario explicar por qué el sujeto llega a sentirse incompetente frente a ella. Más adelante Freud se enfrenta a este problema. En

Inhibición, Síntoma y Angustia (1926), plantea que la depresión aparece cuando persiste el deseo por el objeto perdido acompañado por la representación de su inaccesibilidad. La convicción de que el deseo por el objeto no puede ser satisfecho produce el característico sentimiento de dolor. Así, el afecto depresivo es señal de pérdida consumada, diferente de la ansiedad como señal anticipatoria de peligro. De este modo, se necesitan dos elementos para que se origine una depresión: primero la pérdida de un objeto (real o simbólico) que es el anhelo de un deseo de cuya satisfacción dependen el equilibrio psíquico y la autoestima. Entonces, junto al sentimiento de desesperanza que surge frente a la imposibilidad de satisfacer un deseo intensamente aspirado, está la representación de sí mismo como una persona impotente, incapaz de modificar la situación: no se puede renunciar al deseo pero tampoco se lo puede satisfacer.

Desarrollos psicoanalíticos posteriores (Bleichmar 1996) han explorado el carácter patológico del desear del depresivo, y definido ámbitos desiderativos que originan distintos tipos psicodinámicos de depresión. De este modo, deseos de satisfacción instintiva o de experimentar niveles bajos de tensión mental y física conducen a depresiones secundarias a estados de privación crónica o a situaciones de estrés prolongado. Deseos de apego, que van desde los más normales de contacto físico o comunicación emocional con otro significativo, hasta los más patológicos de fusión con el objeto producen depresiones anaclíticas[3], secunda-

[3] La depresión anaclítica o síndrome de hospitalismo, fue descrita por René Spitz en 1945 en niños/as que sufrían un abandono más o menos brutal y prolongado por parte de sus madres o cuidadoras primarias durante el primer año de vida, tras haber tenido el/la niño/a una relación normal con ellas. Posteriormente, Sidney Blatt las generalizó como un tipo básico de depresión también en el adulto. El término "anaclítico" proviene del griego (apoyarse en, acostarse sobre) y se refiere a la necesidad de dependencia de los demás, que es uno de los organizadores básicos de la personalidad.

rias a separaciones, especialmente importante en niños y adolescentes. Deseos narcisistas, que también van desde los normales deseos de control de los propios impulsos y emociones, de buen funcionamiento psíquico, de ser querido o apreciado, hasta deseos más patológicos de cumplir con ideales de perfección física, mental o moral, de ser objeto de admiración sin límite, o de tener un control total sobre sí mismo o sobre los demás también pueden conducir a depresiones. La no realización de tales deseos más patológicos está en la base de las llamadas depresiones narcisistas. En el caso de deseos relacionados con el bienestar de la persona querida, puede suceder que si el sujeto se ve a sí mismo como siendo el agente causal del daño o sufrimiento del otro, se originará una depresión cuyo componente principal será la culpa.

Tanto la teoría evolucionaria como el psicoanálisis nos dan pistas para entender cuándo y cómo una depresión en particular, independiente de su gravedad, puede entenderse como una reacción a una situación (muchas veces inconsciente, o sea, fuera del alcance de la subjetividad consciente de la persona) que altera el equilibrio psicológico. Pero también nos iluminan sobre la posibilidad de salida y recuperación del episodio depresivo cuando esa persona es capaz de renunciar a ese deseo o de modificar el rol de ese afán tan anhelado en la economía psíquica.

Tanto psicoanalistas como filósofos han planteado que la condición humana de posibilidad de la depresión está en la conciencia de nuestra limitación ontológica, de la carencia o falta básica que radica en lo más profundo de nuestra propia subjetividad. La esperanza emana de la melancolía que experimentamos al tomar conciencia de que nunca estaremos completos, de que siempre "parece faltar algo" en el momento presente.

Si entendemos la melancolía en el contexto más amplio de la naturaleza humana, encontramos los factores de los que se nutre –como la noción de pérdida, la conciencia de la transitoriedad de la vida y el recuerdo de nuestra primera infancia, cuando formábamos un todo con nuestra madre y el mundo–, y aquello que nos permite superarlos, sin que por ello desaparezcan del todo, esto es, nuestra capacidad de pensar con una conciencia expandida y de crear algo nuevo haciendo uso de nuestra creatividad. Estos son aspectos opuestos que los humanos compartimos desde que el mundo es mundo, y sobre los que hemos intercambiado experiencias e historias a través de los siglos en todas las culturas y que están en la base del sentimiento religioso. Como psicoanalista he acompañado muchos procesos terapéuticos individuales, a lo largo de los cuales se produce este cambio, diría, de una depresión negativa a una melancolía positiva.

De este modo, la melancolía causada por la experiencia negativa de la pérdida lleva implícita una promesa, la esperanza en un nuevo comienzo. En este sentido, somos seres duales en los que confluyen de manera simultánea emociones antagónicas de tristeza y alegría. Y eso es precisamente lo que nos conmueve como seres humanos y nos proporciona un sentimiento de solidaridad, algo fuera del alcance de los fríos mecanismos de la economía de mercado, que no son más que un pálido reflejo de nuestra naturaleza humana, orientados a explotar con fines comerciales nuestro deseo de satisfacer necesidades (Joke 2019).

Uno de los autores más melancólicos e inspiradores que han escrito sobre ello fue el filósofo judío alemán Ernst Bloch (1885-1977), quien en *El Principio Esperanza* transformó su melancolía sobre "lo que nos falta como seres humanos" en un brillante alegato en favor de la esperanza. En su estudio, Bloch establece vínculos entre distintos análisis políticos y filosóficos, e interpreta viejos mitos, sagas, música, arte y literatura para demostrar que el ser humano, a pesar de su conciencia melancólica –o, mejor dicho, gracias a ella–, es en realidad un ser que cultiva la esperanza y el deseo. Y es precisamente esa esperanza, esa expectativa, lo que lleva al ser humano a no darse por satisfecho con el mundo, la sociedad y el *statu quo* actuales, y a buscar caminos alternativos, dar una vuelta de timón y seguir desarrollándose y luchando por mejorar la sociedad. La depresión tiene, pues, una relación intrínseca y misteriosa con la esperanza.

Esta paradoja o, más bien, este vuelco de la depresión que paraliza y se hunde en la desesperanza, y la motivación para el cambio y la creatividad, nos permiten también entender mejor las cifras epidemiológicas que revelan un malestar social significativo y creciente en nuestro país y del cual hablé antes. Ese malestar subjetivo, que se manifiesta como sintomatología depresiva, pero que no alcanza a ser depresión clínica, es lo que nos permite sostener la esperanza de que nuestra sociedad está buscando con urgencia nuevas formas de relación social entre los individuos, entre sus comunidades diversas, y de estas con el Estado. Este es también el fundamento de mi propia esperanza.

Referencias

Bleichmar H. (1996). Some subtypes of depression and their implications for psychoanalytic treatment. *Int. J. Psycho-Anal.* 77: 935-961.

Bloch E. (1977- 1980). *El principio esperanza.* Tres Tomos. Madrid: Aguilar.

Bowlby J. *Attachment and Loss, Loss: Sadness and Depression Volume 3.* London: Hogarth Press; Harmondsworth: Penguin; 1981.

Darwin Ch. Francis ed. (1887). *The life and letter of Charles Darwin, including and autobiographical chapter.* London: John Murray.

Freud S. (1915 [1917]). *Duelo y Melancolía.* Tomo XIV, Buenos Aires: Amorrortu.

Freud S. (1926). *Inhibición, Síntoma y Angustia.* Tomo XX, Buenos Aires: Amorrortu.

Hermsen Joke. *La melancolía en tiempos de incertidumbre*: III (El Ojo del Tiempo) (Spanish Edition). Siruela. Edición de Kindle.

Jiménez JP. (2020). Mirando el 18-O desde la salud mental: Cuando la violencia doméstica se tomó la calle. *Ciper Académico*, 17.11.2020.

Jiménez JP. (2021). Crítica a la cobertura mediática de la encuesta Ipsos: "Tal vez nos sentimos peor que antes, pero eso no significa que estemos enfermos". *Ciper* 20.04.2021.

Jiménez JP., Behn A., Manzi J. y Flores P. (2020) Depresión y Malestar social en Chile (I): Lo que no sabemos. *Ciper Académico*, 05.12.2020.

Nesse RM. (2000). Is Depression an Adaptation? *Arch Gen Psychiatry* 57:14-20.

Testimonios

"Nunca fui diagnosticada con depresión. Pero según amigos que la tuvieron, y yo misma, leyendo los síntomas y asociándolos a mi vida, me di cuenta de que tengo depresión. La depresión toma forma en no querer comer, no querer interactuar con nadie, no querer levantarse. A veces no me deja dormir y me hace pensar demasiado. A veces me hace discutir con mis padres o mis amigos. Ha llegado tan lejos, que me hace cuestionar mi decisión académica al punto de que nada me motiva, todo me estresa y me dan ataques de pánico". Joven mujer de 19 años.

"Termino el día con un vacío en mi pecho. Ahí es cuando sé que esa es mi 'yo real'. Aun cuando estoy con amigos, o haciendo lo que me gusta o escuchando mi canción favorita, el vacío no se va. A veces no me levanto de la cama de lo asquerosa que me siento, de lo inútil que soy como ser humano. Me encierro por días. Solo miro el techo, sin siquiera querer dormir o levantarme, solo me quedo ahí mientras el día transcurre. Ni siquiera lloro, a pesar de lo profundamente triste que me siento, y cuando ocurre, vuelvo al mismo vacío en un segundo, sin alivio alguno". Joven mujer de 19 años.

Lo pático y lo patológico. Ciclo vital, sufrimiento y valores son relevantes para ponderar los trastornos del ánimo en tiempos de crisis.

Fernando Lolas Stepke

Metáforas sobre la vida humana

La vida humana suele ser comprendida mediante metáforas.

Por ejemplo, como camino o vía, según recuerdan las palabras de Dante cuando comienza su *Comedia* y dice que está en la mitad de su camino vital.

También se alude a un río, que desprendiéndose de las altas cumbres va labrando su cauce, el cual, una vez logrado es muy difícil que lo abandone ("Nuestras vidas son los ríos, que van a dar a la mar, que es el morir", Jorge Manrique).

Se compara la vida a las estaciones del año, como en el clásico libro *El Criticón* de Baltazar Gracián: la primavera de la niñez, el verano de la juventud, el otoño de la edad viril y el invierno de la vejez.

La noción de "etapas" o estadios es frecuente, aunque sus formas de concebirles sean diversas. Así, es posible hablar de niñez, juventud, adultez, vejez. Algunas versiones de esta metáfora incorporan "tareas" que deben ser completadas en cada etapa para formar la personalidad madura. Los estadios que distingue Piaget en el desarrollo infantil se definen basados en rendimientos cognitivos y pueden no ser universales. Las etapas de la autonomía moral de Kohlberg pueden ser independientes de la edad cronológica. Las legislaciones que declaran incompetentes o no imputables a las personas antes o después de cierta edad se basan en convenciones sociales y axiomas sobre la vida humana.

Se ha concebido también al cuerpo humano como integrado por humores. Sangre, flema, bilis amarilla, bilis negra. Así como la naturaleza se componía de cuatro elementos: fuego, aire, tierra y agua, según la concepción de Empédocles (ampliada por Aristóteles con un quinto elemento, el éter), los elementos del macrocosmos se asociaban al microcosmos de lo humano. La bilis amarilla se relacionaba con el fuego, la bilis negra con la tierra, la flema (o pituita) con el agua, y la sangre con el aire. Esta metáfora "composicional" sigue perviviendo en el lenguaje corriente de muchas personas ("heredó su sangre"). Aunque esta metáfora no alude específicamente al tiempo, se la menciona para ejemplificar que el ser humano puede ser entendido por su composición y esta composición puede variar a lo largo de la vida.

La vida humana "no vuelve ni tropieza" en términos de cronología. Los años se acumulan, se empieza a morir desde que se empieza a vivir.

Sin embargo los años contados a partir del nacimiento no consideran la diversidad individual. Debe aceptarse que la "edad personal" es una *construcción biográfica*, en la cual inciden, además de los años, las experiencias vitales, el género, las vivencias colectivas de una generación, el estilo de vida y las percepciones de los demás. El tiempo vital no es el tiempo cósmico que miden los relojes

Lo pático y lo patológico

La vida humana, por su contextura biográfica, no es simple acontecer. Como decía Ortega y Gasset, la vida consiste en que "pasan cosas". Algunas son gratas, otras ingratas. La capacidad de absorber experiencias es propiedad de las personas y, por ende, un atributo individual. Depende del "tono vital" con que se nace, habitualmente subsumido bajo la noción de *temperamento* e íntimamente ligado a disposiciones hereditarias (*diátesis*). Aunque los genes no son destino inexorable pues el bienestar, el carácter y la personalidad dependen de muchos factores ambientales, la "lotería de la vida" debe contemplarlos. Algunas personas nacen con talentos especiales, otras con limitaciones invalidantes. El genoma no despliega sus atributos en forma automática; los "ambientes" en que los seres humanos viven son en parte creados por ellos. La personalidad es tanto *facto* descriptible como *arte-facto* realizable.

La vida está plena de acontecimientos y eventos. Cuando Holmes y Rahe hablaban de la importancia de los "eventos vitales" para la aparición de quejas, sufrimientos y síntomas, tenían presente que tanto los positivos como los negativos son fuente de estrés. Sea este *eustrés* (positivo) o *distrés* (negativo), la "carga estresora" incide sobre la sensación de bienestar. Si alguien es promovido en su empleo o hace una fuerte inversión económica, tales incidentes se suman a la tensión que produce la muerte de un familiar, la separación conyugal o las amenazas recibidas.

Con la noción de lo *pático* quiso Viktor von Weizsäcker llamar la atención a la dimensión de sufrimiento o de exigencia que acompaña el vivir. Nunca se vive en el vacío, como recuerda el poeta John Donne cuando escribe "no man is an island". El entorno vital, tanto humano como no humano, exige permanentes esfuerzos de adaptación física y emocional. Para lo que corrientemente se designa como *mental*, Julian Huxley y otros proponían la palabra *noesis*. La noesis contiene elementos racionales, irracionales, emocionales y disposicionales. La vitalidad es una propiedad de muchas facetas y la separación entre lo orgánico y lo no orgánico es materia de lenguaje y de cultura. No hay salud sin salud mental, dice el famoso aforismo, considerando que salud mental es un pleonasmo, una expresión redundante.

No todo lo pático (el sufrir, el deber, el agobiarse) alcanza la calidad de patológico. Lo patológico es difícil de definir considerando las distintas expresiones del malestar, las diferentes culturas, el contexto histórico. Podríamos decir que lo patológico es aquello que impide la libre expresión de las potencialidades propias, limita el horizonte de esperanza o definitivamente afecta el florecimiento o la plenitud personal. Suele adoptar las formas del menoscabo (*impairment*), la discapacidad (*disability*) o la minusvalía (*handicap*). A veces se puede afrontar individualmente, en ocasiones se requiere ayuda externa y en otras son necesarias "prótesis" (físicas o sociales) para permitir una razonable calidad de vida.

Diacronía y salud

Basta recordar que la etimología de la palabra inglesa *health* refiere a completitud o totalidad para comprender que no hay males físicos y males psicológicos. El sufrimiento ubicuo revela la vulnerabilidad de la condición humana, esto es, su natural "*infirmitas*", falta de firmeza y susceptibilidad para recibir daños.

La palabra *health*, como su equivalente en otras lenguas (aunque al traducirse intervienen otros factores) es un "discursema" cuando está integrado en un discurso, que es un texto que *crea* los objetos de los cuales habla o trata, adquiriendo –en ese contexto específico– una propiedad connotativa que no necesariamente está en otros. En general, los léxicos especializados convierten las palabras de uso común en vocablos discursémicos, con una significación específica accesible solamente a quienes se sitúan en ese contexto semántico o lo comprenden. Así, hablar de salud en términos profanos quiere decir múltiples cosas, algunas de las cuales se recogen con valencia específica en los discursos especializados, por ejemplo la medicina, la economía, la psicología o la salubridad pública. Cuando hablo de "mi salud" no quiero decir lo mismo que cuando hablo de la salud en sentido técnico. O cuando los expertos hablan de la salud pública.

Lo propio cabe predicar de los términos diagnósticos, muchos de los cuales, aunque comprensibles en el lenguaje natural, ingresan al léxico especializado con denotaciones y connotaciones particulares, a menudo derivadas de comprobaciones empíricas o instrumentales.

De este modo, el diagnóstico, si bien es una operación que cualquiera puede realizar, en el campo médico adquiere una densidad lexicográfica que lo aleja del significado corriente. Se convierte en un discursema que mantiene polisemia pero que transmite a los expertos, en forma compacta, no solamente una descripción sino además un pronóstico e indicaciones para intervenir.

Un discursema cumple funciones específicas en un discurso disciplinario. Su definición no es la del diccionario general porque su significado está contextualizado en una matriz disciplinaria. A veces los discursemas cumplen funciones cosméticas pues su polisemia (multitud de significados) y carga emocional los hace útiles en una función retórica, cual es la de convencer o conmover. Es el caso de palabras tales como dignidad o libertad, con definiciones distintas, a veces contrapuestas, según el contexto discursivo. Cuando se las emplea no siempre se usan con sentido definido sino más bien para dar una tonalidad cosmética al mensaje. Piénsese en las dificultades para definir dignidad o los usos y abusos de la palabra libertad en el lenguaje político.

Lo pático, el querer, deber, obligar, se transforma en patológico cuando, objetivamente y "a pesar de uno mismo", limita la vida personal. También cuando es rotulado y catalogado por un discurso experto como el de la medicina o la psicología. Sentirse enfermo (*illness*) no equivale a tener una enfermedad (*disease*) o ser considerado enfermo (*sickness*). Estas tres dimensiones raramente coinciden y son causa de que los sistemas de cuidado de la salud siempre sean insuficientes y entren en periódicas crisis de credibilidad, prestigio o sostenibilidad. No todas las personas que exigen atención especializada reciben respuestas satisfactorias de los expertos o instituciones sociales como la medicina o la educación, que nunca solventarán todas las necesidades o deseos de la gente. Recuérdese que vivimos una época de "medicina del deseo" y una "patología del riesgo". La gente quiere todo lo deseable "belleza, longevidad, felicidad" y muchas intervenciones se realizan no sobre síntomas actuales sino para prevenir complicaciones.

La contextura diacrónica del vivir humano produce un efecto que debe considerarse. Si la *calidad de la vida* es algo *personal, multidimensional* y *complejo* es también diacrónico. Lo que era aceptable y deseable en una etapa de la vida puede no serlo en otra. Incluso lo que causa placer en todo el ciclo vital puede que lo haga por diferentes motivos en distintos momentos. Si me gustaba jugar ajedrez de niño, me puede seguir justando de viejo por razones distintas.

La diacronía puede volverse *ucronía,* cuando se espera un utópico tiempo de satisfacciones ilimitadas y se lo sitúa en el pasado (todo tiempo pasado fue mejor) o en el futuro (ya vendrán los tiempos buenos). Pero lo importante es que el tiempo cronológico es como una flecha sin retorno en el espacio. Y se acumula como memoria simple o como *re-cuerdo*. El recuerdo es la memoria erotizada o enriquecida por la emoción. Se recuerda una música o un sabor porque se asocian a emociones.

Sindemia y sufrimiento

En la medicina antropológica de la escuela de Heidelberg, cuyo principal exponente fue Viktor von Weizsäcker y su más importante discípulo, Paul Christian, mi profesor, las preguntas clave fueron ¿por qué a mí?, ¿por qué ahora? ¿Por qué en esta forma? Estas preguntas resumen la perplejidad y la desazón que acompañan al enfermar humano.

Las relaciones entre formas de vida y enfermedad, entre la mala conciencia y el malestar psicológico, entre la naturaleza incontrolable y la alteración patológica son materia de reflexiones universales. Hay misteriosas correlaciones y cada día se renuevan creencias con respecto a causas y consecuencias de lo patológico. *Pathos, nosos, aegritudo*, decían los antiguos. Se sufre, se da nombre y entidad al sufrimiento y se lo cualifica de un modo particular porque ocurre en la vida personal.

Cuando acontece lo patológico en forma abrupta y encuentra desprevenida a la persona, decía el gran médico Sydenham (el Hipócrates inglés), lo que ocurre depende de Dios. Es típico de las afecciones agudas, de las pestes que súbitamente atacan a las poblaciones (epidemias, lo que "cae" sobre el pueblo, *demos*). Cuando lo patológico se extiende en el tiempo, cuando la enfermedad es crónica, las personas no son simplemente receptores pasivos de tratamientos; deben colaborar a su curación. En la cronicidad, los llamados "pacientes" son "socios" de los terapeutas para llevar una vida acorde con lo que se puede y no con lo que se quiere. Sydenham hubiera dicho que Dios y el ser humano conjugan esfuerzos.

El "genio epidémico" designa aquel transcurrir de la enfermedad infecciosa que ataca a una población. Tiene su comienzo, su culminación, su transcurso a veces predecible y a veces incomprensible. Las grandes epidemias tienen en común respuestas humanas basadas en creencias y conocimientos. Ira de la divinidad, humores pestilenciales y malignos, hechizos y encantamientos, agentes biológicos desconocidos y conocidos, falta de precauciones y prevención, temor, impotencia, rabia. Esta lista heterogénea de causas, emociones y consecuencias sugiere una suerte de escenario caótico. Técnicamente, una pandemia es una epidemia de proporciones globales, incluso planetarias.

Pero está visto que si los agentes externos pueden ser causa eficiente, nunca son causa material, por hablar en términos aristotélicos; siempre son personas las afectadas. Se excluye la causa final, por indemostrable: ¿habrá acaso un designio, una finalidad en las crisis? Lecciones puede haber, sin duda. Pero desentrañar designios o intenciones sobrenaturales se ha vuelto inusual. Las afectaciones son de seres humanos y del entorno humano. La conciencia ecológica y algo de reflexión sobre la evolución orgánica pueden ayudar a comprender que todas las pandemias y epidemias son, en último análisis, responsabilidad de la especie humana. Nunca la perturbación es solamente debida a un germen que ataca al organismo. La perturbación "gatilla" una compleja serie de eventos, desde demostrar las desigualdades e inequidades estructurales de las sociedades, objetar la dirigencia política o intelectual, producir expectativas incumplibles y generar estados personales de desesperación, temor, rabia o desesperanza. De allí que la palabra *sindemia*, acuñada por Merrill Singer, sea útil. A una perturbación sigue una cadena de alteraciones, sinergias de anomalías, trastornos que no siguen la causalidad lineal sino son "función" compleja de la perturbación inicial.

El plano de lo personal. Lo pático depende del universo valórico de cada persona.

Lo pático, el sufrimiento individual, adopta muchas formas dependiendo de las disposiciones hereditarias, los patrones de crianza y educación, la personalidad constituida en las interacciones con el ambiente físico y humano y la capacidad de resiliencia. Lo central es que lo pático se relaciona con el universo valórico de cada persona y suele no estar contemplado en los procesos diagnósticos de los profesionales. Por ejemplo, una etiqueta de "depresión" o "angustia" se aplica cuando la vivencia y los síntomas justifican esta designación de acuerdo con los "catálogos" más usados de enfermedades (en psiquiatría, hoy, DSM-5, ICD-11 y otros) pero la vivencia individual de sufrimiento, aun cuando los síntomas sean semejantes de caso en caso, debe ser contemplada en la diacronía de la vida personal. La gran pregunta de la medicina antropológica de Heidelberg, junto a las relativas a por qué a mí, por qué en esta forma, es por qué ahora, en este momento. Y ese momento define lo pático, el sufrimiento, de modo especial. Pues no es lo mismo padecer un trastorno cuando se es joven que cuando se es viejo. El pasado de cada persona moldea las reacciones de cara al futuro. El tiempo enseña, pero también contribuye a olvidar o a mantener ciertos estereotipos de conducta que llevan a repetir errores, malas lecciones o elecciones. Lo pático, la axiografía de cada persona, aporta esa dimensión de significado único e irrepetible, por individual, que toda dolencia tiene.

Las consecuencias de esta postura llevan a pensar que la principal tarea vital es conocerse. Ya lo decía Baltasar Gracián, repitiendo el oráculo de Delfos. "conócete a ti mismo". Esa trama valórica de la historia personal no se impone ni se aprende. Se está en ella como en un magma de creencias. Tal vez las ideas se construyen, pero en las creencias, decía Ortega y Gasset, "se está". Constituyen el substrato implícito e innominado del sí mismo, que es el *locus* de todo sufrimiento. Ese substrato muta con la edad y es permanentemente confrontado con lo que fue, lo que es y lo que podría ser.

Cuando se anticipa que la sindemia de los años 2019 a 2021 provocará alteraciones en la "salud mental" ha de considerarse que no todo sufrimiento es patológico y que la "medicalización" puede ser contraproducente. Sobrediagnosticar trastornos, "psiquiatrizar" el sufrimiento podría poner demandas exageradas e innecesarias en las capacidades técnicas de los sistemas de cuidado de la salud. Será bueno recordar que la salud es construcción personal que se transforma a lo largo del ciclo vital, que no todo padecimiento es patología y que los recursos técnicos, por definición insuficientes ante una demanda excesiva, deben ser administrados con prudencia.

Referencias selectas

Lolas F. *Más allá del cuerpo. La construcción narrativa de la salud.* Editorial Andrés Bello, Santiago de Chile, 1997

Lolas F. *The basic discipline of psychiatry as metatext.* Acta Bioethica (Santiago) 21:61-64, 2015

Lolas F. *Hacia una bioética cultural.* Bioethics Update, México 3(1):32-44, 2017.

Lolas F. *Well-being: conceptual and medical considerations.* International Journal of Person Centered Medicine 9(1):57-62, 2019.

Lolas F. *The future of psychiatry as a profession.* Global Mental Health and Psychiatry Newsletter (Washington DC) V (1):5, 2019

Lolas F. *The psychoethics of syndemic: the pathic and the pathological.* Acta Bioethica 26(2):147-153, 2020

Lolas F. El desafío de la sindemia actual: hacia una hermenéutica de la salud. *Anales del Instituto de Chile* XXXIX: 21-30, 2020

Lolas F. *Suffering and Syndemic. The goals of medicine revisited.* Global Mental Health Psychiatry Review (Washington DC) 1(3):5, 2020

Pérez J.O. Health, Un discursema polisemántico. Researchgate.net/publication/317620786, 2016

Vidal G., Alarcón R., Lolas F. (Directores) *Enciclopedia Iberoamericana de Psiquiatría.* Editorial Médica Panamericana, Buenos Aires, 1995. 3 vols., alrededor de 3.500 págs

Depresión en Chile: una mirada interseccional desde las ciencias sociales

Álvaro Jiménez Molina, Gabriel Abarca Brown

¿Por qué tratar a las personas solo para enviarlas de vuelta a las condiciones que las enfermaron?

Organización Mundial de la Salud, 2008

Durante las últimas décadas del siglo xx la depresión llegó a transformarse en una de nuestras principales formas de malestar individual. Distintas experiencias de la vida cotidiana –tristeza, frustración, duelo o angustia– han sido recodificadas bajo la forma de "depresión". De este modo, una constelación de síntomas –fatiga, baja autoestima y bajo estado de ánimo– definidos por la psiquiatría, pero también por el sentido común, parece haberse transformado en aquello que la antropología de la salud llama "*idiom of distress*", es decir, un lenguaje socialmente disponible para expresar el malestar[1].

[1] Hoy son pocas las voces en psiquiatría que discuten la universalidad de la depresión; sin embargo, a mediados del siglo xx, cuando la depresión era una rareza en la mayoría de las sociedades no occidentales, la universalidad de esta patología era objeto de controversia. Desde una perspectiva sociológica, la expansión contemporánea de la depresión, una experiencia social y subjetiva caracterizada por un sentimiento de insuficiencia, sería el resultado de la dificultad para responder a las demandas crecientes de autonomía y responsabilidad individual propias de las transformaciones normativas que promueven los ideales y valores (neo) liberales. Otros análisis han puesto el acento sobre un proceso de "patologización" del sufrimiento ordinario. Desde este punto de vista, la "epidemia" moderna de depresión sería el resultado de los cambios en los criterios diagnósticos (una definición excesivamente amplia del trastorno mental que confunde respuestas emocionales adaptativas –como la tristeza o la ansiedad– con problemas psiquiátricos) y de la influencia de la industria farmacéutica transnacional. A pesar de su globalización, la depresión continúa siendo un término polisémico en el que distintas significaciones se condensan en un síndrome.

Pero la depresión no es solo una forma contemporánea de expresar nuestro malestar, sino también una experiencia anclada a factores sociales, económicos y políticos. Dichos factores condicionan la manera en que las personas nacen, crecen, viven y mueren: contextos de pobreza y vulnerabilidad, desigualdades materiales y simbólicas, niveles de segregación territorial o déficits de cohesión social que impactan la vida cotidiana de las personas y comunidades. Desde esta perspectiva podemos comprender que ciertos grupos de la población corren mayor riesgo de sufrir depresión debido a la exposición a condiciones sociales desfavorables a lo largo del curso de la vida.

¿Cómo se reflejan estas tendencias en nuestro país? Si consideramos los datos disponibles, la prevalencia de depresión en Chile es comparativamente alta, especialmente entre las mujeres. La Encuesta Nacional de Salud de 2018 muestra que 15,8% de las y los adultos chilenos se encontraría en una condición de "sospecha de depresión" (21,7% mujeres vs 10% hombres), siendo la sintomatología depresiva tres veces más alta en el primer quintil –el más vulnerable– en comparación con el quinto quintil.

¿Qué condiciones sociales permitirían explicar esta situación? Nuestro país ha sufrido un proceso de modernización e individualización acelerado que ha venido acompañado por un alto crecimiento económico, un incremento del ingreso promedio de las familias, un mayor acceso a bienes y un aumento de la cobertura educacional. Este proceso ha convertido a Chile en el país con mayor ingreso *per cápita* e índice de desarrollo humano de América Latina. Sin embargo este escenario de mayor bienestar material está atravesado por ambivalencias y contradicciones. Por un lado, los chilenos presentan altos índices de satisfacción con la propia vida, pero, por otro, reportan profundas frustraciones y malestar.

¿Es la depresión uno de los "síntomas" de estas condiciones?

El objetivo de este capítulo es abordar la depresión en Chile desde la perspectiva de los determinantes sociales, describiendo los principales resultados documentados por la literatura internacional y nacional. En particular, abordaremos este problema desde una mirada "interseccional". Esta aproximación nos permitirá analizar la complejidad de procesos sociales que subyacen a la experiencia depresiva a partir de diferentes posiciones, identidades, estructuras y relaciones de poder que (re)producen resultados sociales desiguales. La interseccionalidad proporciona una perspectiva para pensar las desigualdades en el entrelazamiento de dimensiones como clase, etnicidad y género. En este sentido, el enfoque interseccional tiene el potencial de captar la heterogeneidad de efectos asociados a la experiencia de múltiples desventajas y desigualdades, describiendo su impacto combinado sobre la vida cotidiana de las personas.

Para desarrollar esta perspectiva a propósito del caso chileno, hemos organizado este capítulo en cuatro secciones. En la primera sección abordaremos las relaciones entre depresión y posición socioeconómica, subrayando el rol de la clase social y la desigualdad de ingresos, la experiencia de vulnerabilidad y endeudamiento. Posteriormente nos centraremos en la relación entre género y depresión, enfatizando algunas razones de la mayor vulnerabilidad de las mujeres y de las comunidades LGBT+. En la tercera sección destacaremos la relación entre etnicidad y depresión, describiendo estudios sobre salud mental entre las comunidades indígenas y migrantes en Chile. Para ejemplificar estos problemas, en algunas de las secciones utilizaremos datos producidos en el marco de investigaciones en las que participamos ambos autores[2]. Finalmente, mencionaremos algunas políticas sociales que pueden contribuir a reducir la carga de morbilidad y discapacidad, así como el impacto social y económico asociado a la depresión en Chile.

Depresión y clase social

El estatus socioeconómico, generalmente medido en términos de ingreso, nivel educacional o empleo, es un poderoso predictor de las condiciones de salud mental de las personas a lo largo del curso de la vida. Las personas que se encuentran en una situación de desventaja socioeconómica presentan una mayor probabilidad de desarrollar síntomas depresivos que aquellas que viven en sectores privilegiados. Además, la depresión puede dar lugar a una serie de nuevas desigualdades que agravan la desventaja asociada a la posición socioeconómica, produciendo un círculo vicioso difícil de romper. En este sentido, no es fácil estimar si las desventajas socioeconómicas son la causa o el efecto de la depresión; es decir, si este gradiente social se explica porque los menores recursos económicos se asocian a mayores factores de estrés, estilos de vida menos saludables, menor apoyo social y, en última instancia, peor salud men-

2 Una de estas investigaciones corresponde al Estudio Longitudinal Social de Chile (ELSOC), una encuesta de tipo panel que conduce el Centro de Estudios de Conflicto y Cohesión Social (COES), en conjunto con el Instituto Milenio para la Investigación en Depresión y Personalidad (MIDAP). La muestra está compuesta por 3.000 personas que serán encuestadas anualmente a lo largo de una década (2016-2025). Asimismo, se utilizaron datos de la tesis doctoral titulada "Becoming a (neuro)migrant: Culture, race, class and gender in Santiago, Chile", enmarcada en el Departamento de Salud Global y Medicina Social de King's College London (2016-2020). Este proyecto tuvo por objetivo explorar cómo la introducción de reformas de salud y de la salud mental global han impactado y moldeado la subjetividad y vida cotidiana de migrantes afrodescendientes provenientes de Haití y República Dominicana en el contexto del Chile neoliberal posdictatorial.

tal ("causalidad social"), o más bien, la depresión precede al lugar desfavorecido de las personas y estas descienden en su posición socioeconómica debido a los efectos de la patología y a su incapacidad para cumplir con los roles esperados ("selección social").

Los estudios desarrollados en Chile por Graciela Rojas y Ricardo Araya permitieron observar que la experiencia depresiva es más frecuente entre las personas que pertenecen a los grupos socioeconómicos bajos. Estas investigaciones subrayaron que el nivel educacional representa un indicador socioeconómico sensible de la falta de oportunidades y escasez de recursos materiales y simbólicos (empleo, ingresos, etc.) que condicionan la salud mental de las personas. Se trata además de un indicador difícil de revertir a lo largo de la trayectoria biográfica. Estos resultados son confirmados por estudios internacionales que sugieren que las personas con menos educación podrían sentirse socialmente entrampadas y con menor control de sus vidas, contribuyendo a la aparición de síntomas depresivos.

En sintonía con estos estudios, en Chile la prevalencia de sintomatología depresiva moderada-severa a severa es cerca de ocho veces mayor en el grupo de chilenos que pertenecen al 10% más pobre de la población respecto de aquellos que pertenecen al 10% más rico. Sin embargo, a pesar de que la sintomatología depresiva se distribuye desigualmente según nivel socioeconómico, es interesante notar que esta distribución no sigue una tendencia lineal: los y las chilenas que pertenecen a la clase media vulnerable (sexto y séptimo decil de ingreso) muestran mayor sintomatología depresiva que los sectores inmediatamente más pobres (tercer, cuarto y quinto decil de ingreso). Este tipo de distribución de los síntomas depresivos es consistente con un menor acceso a tratamiento de las clases medias vulnerables en comparación con los más pobres. Una explicación posible de estos resultados es que la focalización del sistema de protección social podría manifestarse como sensación de vulnerabilidad en una parte de los sectores medios y como menor cobertura de salud en comparación con los grupos de menores ingresos (con mayor cobertura pública) y de mayores ingresos (con mayor cobertura privada).

En esta misma línea, Macarena Orchard y Álvaro Jiménez han descrito una mayor presencia de síntomas depresivos en personas que se sienten inseguras respecto a la vejez, la salud, el trabajo y la enfermedad. De este modo, la sintomatología depresiva se encontraría asociada a una experiencia de "inconsistencia posicional" compartida por una gran cantidad de chilenos. Esta experiencia refiere a la percepción de que los lugares y las trayectorias sociales son inestables y altamente permeables a la precarización. En efecto, en una buena parte de los sectores medios existe un intenso temor a caer desde la posición social que han logrado en las últimas décadas.

A partir de un estudio etnográfico realizado en un sector empobrecido de la zona norte de Santiago, la antropóloga Clara Han revela que uno de los principales fenómenos asociados a esta sensación crónica de ansiedad –que se traduce muchas veces como experiencia depresiva– es el alto nivel de endeudamiento formal e informal que afecta a la economía doméstica. Actualmente uno de cada tres chilenos y chilenas mayores de 18 años presenta deuda morosa, lo cual parece ser un resultado inevitable en un escenario de salarios bajos o inestables: muchas familias no tienen otra opción que endeudarse para responder a sus gastos cotidianos.

Tener deudas puede llegar a ser una situación muy agobiante. Distintos estudios han constatado un efecto negativo del endeudamiento sobre la salud de las personas asociado al aumento de los niveles de ansiedad, estrés financiero y estigma social. Esto, a su vez, puede traducirse en una mayor carga de síntomas depresivos. En Chile algunos estudios han mostrado una mayor presencia de síntomas depresivos en personas con estados persistentes de endeudamiento. Las personas que declaran sentirse "(muy) sobrecargadas" por sus deudas no solo presentan mayor sintomatología depresiva, sino que además tienen mayores dificultades para salir de un estado depresivo. De hecho, la sobrecarga por deudas es un predictor tan importante de la persistencia de los síntomas depresivos a lo largo del tiempo como otro tipo de acontecimientos vitales estresantes, tales como el divorcio o la pérdida de un familiar.

Percepciones de la desigualdad

Como ya ha sido mencionado, existe evidencia robusta respecto a que los problemas de salud mental son más comunes entre los grupos más desfavorecidos de la sociedad. Sin embargo hay pruebas contradictorias sobre el efecto de la desigualdad de ingresos sobre la depresión. En los países de altos ingresos con mayores niveles de desigualdad se ha observado una mayor prevalencia de depresión y ansiedad, pero estas asociaciones son menos estables en los países de bajos ingresos.

¿Cómo explicar estas inconsistencias? Parece tratarse de uno de los efectos del desarrollo: a medida que las sociedades mejoran las condiciones materiales de vida nuestra intolerancia frente a las diferencias sociales se hace más intensa. Este parece ser, de hecho, uno de los problemas que enfrenta Chile: la experiencia de la desigualdad se hace cada vez menos soportable porque la narrativa que ha permitido legitimarla (el ideal meritocrático) comienza a perder sentido para las personas. ¿Cómo se relaciona esto con la salud mental? Es probable que la salud mental se vea afectada no solo por el nivel de desigualdad objetiva, sino también por la desigualdad percibida.

Dentro de la literatura internacional es posible identificar dos mecanismos que permiten explicar el impacto de la desigualdad de ingresos sobre la depresión. Por un lado, la hipótesis de la "ansiedad de estatus" sostiene que un contexto con desigualdades más amplias produce una mayor tendencia a compararse con aquellos que están en una mejor situación, aumentando la importancia de las diferencias de estatus, la competencia y la amenaza de ser objeto de una evaluación social negativa ("ser mirado en menos"). Este tipo de experiencia produciría sentimientos de injusticia y derrota social que desencadenarían mayor estrés y ansiedad, afectando nuestras interacciones sociales e imagen personal.

Por otro lado, la hipótesis de la cohesión social sostiene que mayores niveles de desigualdad erosionan la densidad asociativa, la confianza interpersonal, el sentimiento de pertenencia y la participación, produciendo mayores niveles de conflicto social. Es posible pensar que el acelerado proceso de individualización que ha sufrido la sociedad chilena, junto con el debilitamiento de los vínculos comunitarios que produce la desigualdad, podrían estar asociados a la alta prevalencia de síntomas depresivos en Chile al disminuir la percepción de apoyo social.

Estas hipótesis fueron sometidas a evaluación a partir de los datos de la encuesta ELSOC. Los resultados sugieren que la percepción de desigualdad no es un buen predictor de la sintomatología depresiva, en comparación con las dimensiones asociadas a la cohesión social. De hecho, en este estudio el apoyo social percibido es uno de los predictores más importantes de la sintomatología depresiva, con un riesgo estimado casi tres veces mayor entre quienes perciben bajo apoyo social respecto a quienes perciben un alto apoyo.

Ahora bien, la percepción de falta de legitimidad de la desigualdad depende de la manera en que el principio normativo de igualdad se encarna en la sociedad. En el Chile actual la reproducción de las desigualdades socioeconómicas coincide con el incremento de demandas por igualdad en las relaciones cotidianas, las cuales refieren a expectativas de horizontalidad en el trato. Dicho de otro modo, en Chile el significado y alcance de la desigualdad no se limita a las brechas salariales, distribución de bienes sociales y acceso a oportunidades, sino que se caracteriza por la percepción de desigualdades relacionales. Esta "economía moral" de la desigualdad implica que las reivindicaciones de igualdad trascienden la dimensión jurídica, política y económica, y se articulan en torno a la experiencia concreta del (mal)trato recibido en las interacciones cotidianas, incluida la experiencia de no sentirse respetado por motivos de clase, género, edad o etnicidad.

A propósito del mismo problema, Orchard y Jiménez han mostrado que existe una asociación significativa entre la presencia de síntomas depresivos y el hecho de no sentirse respetado en dignidad y derechos. Este resultado es confirmado por los datos de ELSOC: las personas que declaran sentirse "nunca o casi nunca tratadas justamente" presentan mayor persistencia o recurrencia de los síntomas depresivos a lo largo del tiempo. Esto significa que una persona que no se siente respetada (es decir, que ha sido herida en su dignidad) tiene mayor probabilidad de mantenerse en un estado depresivo.

Depresión y género

Uno de los hallazgos clínicos y epidemiológicos más consistentes, tanto a nivel internacional como nacional, es que la depresión afecta principalmente a las mujeres. La prevalencia de depresión tiende a ser dos o tres veces más alta en mujeres que en hombres. De hecho, a partir de la encuesta ELSOC de 2016 estimamos una prevalencia de sintomatología depresiva moderada a severa de 18,3% (13,4% en hombres y 23,2% en mujeres).

Prevalencia de síntomas depresivos por sexo (n=2957)

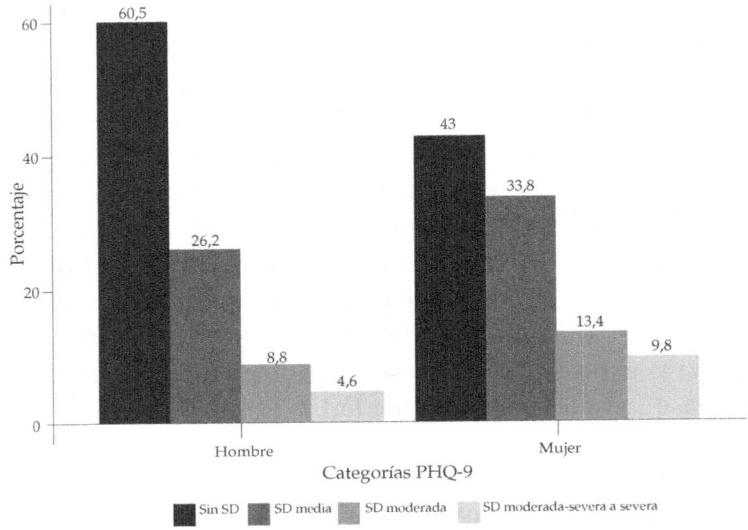

Nota: SD= sintomatología depresiva; PHQ-9= Patient Health Questionnaire, versión 9.

El gráfico muestra la distribución de los síntomas depresivos en los grupos de hombres y mujeres, permitiendo observar que la brecha de género es mayor en las categorías más severas de síntomas: 9,8% de las mujeres presentan sintomatología depresiva moderada-severa a severa, es decir, es altamente probable que sufran depresión, cifra que es un poco más del doble que la correspondiente a los hombres. Los hombres son también el grupo que en mayor proporción (60,5%) no presentan sintomatología depresiva.

El grupo de mujeres de nivel socioeconómico bajo es el que presenta mayor sintomatología depresiva; además, la gradiente de distribución de síntomas depresivos por ingreso y nivel educacional es más acentuada para las mujeres que para los hombres. Dicho de otro modo, tal como lo sugiere la perspectiva interseccional, se produce un efecto sinérgico entre desigualdades socioeconómicas y de género: las mujeres pobres representan un grupo doblemente desfavorecido, lo que parece tener un impacto amplificado sobre su salud mental, permitiendo explicar la brecha entre hombres y mujeres.

Ahora bien, los resultados de ELSOC revelan que las mujeres no solo presentan mayor prevalencia de síntomas depresivos sino también una mayor persistencia de los síntomas a lo largo del tiempo: mientras el 22% de las mujeres presenta persistencia o recurrencia de los síntomas depresivos entre los años 2016-2018, solo un 8% de los hombres se encuentra en esta condición. En otras palabras, debido a las condiciones mencionadas anteriormente, para las mujeres sería más difícil recuperarse de un episodio depresivo que para los hombres.

¿Cómo comprender estas diferencias entre hombres y mujeres? La literatura internacional ofrece dos grandes hipótesis para explicar estas diferencias. Según la hipótesis de "exposición diferencial", la brecha de género en salud mental se debe a que las mujeres están expuestas con mayor frecuencia a desventajas sociales (niveles más bajos de educación e ingresos, ocupaciones menos calificadas, desigualdad de poder y de estatus) y a factores estresantes a lo largo de la vida (inseguridad económica, sobrecarga de trabajo). En cambio, según la hipótesis de "vulnerabilidad diferencial", esto se debería al mayor impacto de las desventajas socioeconómicas sobre las mujeres, así como al menor control que algunas de ellas tendrían sobre áreas importantes de sus vidas en comparación con los hombres.

Todo parece indicar que estas diferencias se encuentran arraigadas en un contexto sociocultural, económico y político. En Chile las mujeres trabajadoras reciben menores salarios que los hombres, tienen trayectorias laborales más interrumpidas producto de los procesos de gestación y maternidad, y a menudo experimentan sobrecarga de roles al asumir la mayor parte del cuidado de los/las hijos/as y de las labores domésticas. Esta sobrecarga se ha visto exacerbada en el contexto de la pandemia provocada por covid-19. Esto redunda en que las mujeres no solo presentan una inserción laboral más precaria, sino que también tienen un menor grado de control sobre las decisiones en sus trayectorias vitales, lo cual impacta sobre su salud mental.

Población lgbt+

Las restricciones, rechazo y estigma social provocados por el sistema heteronormativo sexo-género han llevado a las comunidades lgtb+ a padecer mayores tasas de depresión, ansiedad, consumo de drogas y alcohol, así como también de suicidio, en comparación con personas cisgénero y heterosexuales. Por ejemplo, según la Encuesta T, el 56% de las personas trans o de género no-conforme declaró haber intentado cometer suicidio y, de ellos, el 75% lo ha hecho por primera vez entre los 11 y 18 años.

Por otro lado, a pesar de que en la actualidad la mayoría de los profesionales de la salud mental no consideran la homosexualidad como un trastorno mental, persisten prejuicios fuertemente arraigados que conllevan actitudes estigmatizadoras y discriminadoras de la diversidad sexual y de género. La falta de entrenamiento específico en problemáticas asociadas a las comunidades lgtb+, así como la falta de reflexividad en torno a los propios preconceptos sobre la sexualidad y el género diverso, pueden impactar negativamente en los tratamientos en salud mental.

Etnicidad y depresión

Tanto la etnicidad como la heterogeneidad étnica son una fuente de variabilidad de la prevalencia de trastornos mentales, la interpretación y clasificación de los síntomas, las causas y manifestaciones del sufrimiento psíquico, así como los diferentes sistemas de cuidado y estrategias de tratamiento. En el caso de los síntomas mentales, la etnicidad parece estar asociada a ansiedad, depresión y cuadros psicóticos. Esos cuadros, sin embargo, podrían ser el resultado de experiencias de discriminación, racismo y exclusión, antecedentes genéticos, interpretación descontextualizada de síntomas, o de una combinación de estos factores. En el caso de Chile, si bien los estudios en este campo son escasos, es posible destacar algunos elementos epidemiológicos y transculturales para comprender y reflexionar críticamente sobre el uso y pertinencia de ciertas categorías psiquiátricas en diversas comunidades étnicas.

Pueblos indígenas

Si bien la depresión suele identificarse como un trastorno prevalente en poblaciones indígenas, algunos estudios epidemiológicos han mostrado que las diferencias entre población indígena y no-indígena no son significativas para el caso de la depresión. Por ejemplo, un estudio llevado a cabo por Caqueo-Urízar y sus colegas con niños (9-15 años) Aymara y no-Aymara llevado a cabo en Arica, mostró que no existen diferencias significativas en la presencia de síntomas ansiosos y depresivos entre ambos grupos. Del mismo modo, un estudio comparativo realizado por Benjamín Vicente y sus colegas entre población Mapuche y no-Mapuche subraya que los mapuche poseen tasas estadísticamente más bajas de cuadros de depresión mayor que la población no-mapuche durante el curso de vida (6,7% vs 10,2%). Más aún, dicho estudio reveló que ningún hombre mapuche cumplió los criterios de diagnóstico para trastorno afectivo.

Si bien las contribuciones epidemiológicas han permitido tener una primera aproximación a esta temática, la utilización de categorías psiquiátricas como entidades descriptivas del sufrimiento psíquico de diversas comunidades étnicas permite interrogar los fundamentos ontológicos y epistemológicos de la psiquiatría, así como (re) conocer las diversas cosmovisiones a las cuales se anclan las aflicciones psíquicas.

Los malestares y sufrimientos de las diversas sociedades movilizan conocimientos, prácticas, valores y agentes de salud dentro de marcos normativos específicos, revelando formas singulares de socialización e intercambio dentro de las cuales cobra forma la experiencia de enfermedad/salud, la expresión de los síntomas, las formas de búsqueda de ayuda, entre otras. Por ejemplo, en el caso de la cosmovisión mapuche, el universo es regido por fuerzas opuestas y complementarias que deben estar en armonía, por lo que una relación conflictiva entre el sujeto con su mundo social y/o el cosmos podría resultar en lo que en mapudungun se denomina *kutran*, esto es, un estado en que el sujeto no logra relacionarse normalmente con los demás y realizar actividades cotidianas. De una relación conflictiva entre el sujeto y su mundo social podrían resultar estados de tristeza o rabia. Por ejemplo, podría surgir el denominado *"lladken"*, caracterizado por desánimo, falta de apetito, exacerbación de sentimientos negativos, ganas de llorar y aislamiento; o *"ilkun"*, caracterizado por excesiva vitalidad, nerviosismo y agresividad. Para el caso del *"lladken"*, la medicina mapuche contempla la ingesta de infusiones de toronjil y ajenjo; mientras que para el *"ilkun"*, la ingesta de infusiones de salvia y romero, baños de agua fría y actividades de distracción.

Chilean dream: migración y depresión

La migración constituye un determinante social relevante de los trastornos mentales. La violencia, la incertidumbre, la pérdida de estatus e identidad cultural, las diferencias idiomáticas y culturales, entre otras, son algunas de las condiciones que muchos migrantes enfrentan y que se encuentran asociadas a efectos negativos en su salud mental. Si bien los estudios epidemiológicos en población migrante son escasos a la fecha, algunos de ellos han relevado el rol que juegan distintos aspectos sociales, económicos, políticos y materiales en la emergencia y persistencia de los trastornos mentales. Por ejemplo, un estudio realizado en las ciudades de Antofagasta y Calama mostró que la ansiedad y la depresión en población migrante se asocian particularmente a procesos de marginación social.

A partir de las diferencias étnicas emergentes en este nuevo contexto migratorio, los profesionales han enfrentado nuevos desafíos en materia de salud mental intercultural. Por ejemplo, en el trabajo con población haitiana, los profesionales han comenzado a abordar procesos de salud y enfermedad anclados en una cosmovisión resultante de la interacción de la Medicina Haitiano-Creole, la religión Vudú, así como también de otras religiones (católica y protestante, principalmente). Esto resulta particularmente problemático en el caso de la salud mental debido al estigma asociado a los trastornos mentales, así como también por los modelos explicativos de las aflicciones en Haití. Respecto a la depresión, específicamente, la población haitiana utiliza dos palabras para hacer referencia a una afección del ánimo: por *dépression* se comprende un estado de desaliento, mientras que por *dépression mentale* se concibe a los síntomas que tradicionalmente componen la categoría difundida por la psiquiatría occidental. La expresión *dépression mentale* daría cuenta de preocupaciones excesivas de la vida cotidiana o del efecto de una maldición. Esta se manifestaría generalmente bajo la forma de síntomas somáticos (por ej. dolores de cabeza, espalda, y dolor corporal inespecífico), así como de síntomas como insomnio, falta de apetito y sensación de vacío. Del mismo modo, la religión juega un rol clave en casos con ideaciones y/o intentos de suicidio. A diferencia de quienes profesan el cristianismo (catolicismo/protestantismo), quienes poseen una cosmovisión vuduista suelen tener un mayor grado de aceptabilidad del suicidio, ya que tienden a desplazar la responsabilidad de este hacia instancias ajenas al sujeto (por ej. una maldición, una "fuerza mística" *–fòs mystik–*, entre otras).

Política social y salud mental

A lo largo de este capítulo hemos subrayado que la salud mental de las personas está condicionada por la intersección de dimensiones sociales y económicas, así como de género y étnicas. En el caso chileno, la alta prevalencia de depresión podría reflejar un contexto que reproduce una distribución asimétrica de recursos, oportunidades y capacidades de las personas y comunidades.

Durante las últimas décadas se han desarrollado distintas investigaciones para evaluar el tratamiento de la depresión en Chile. Sin embargo, junto con desarrollar políticas de promoción de salud mental y estrategias preventivas a través de programas que actúen sobre los determinantes sociales de la salud, es fundamental avanzar en la formulación de políticas sociales que aborden la interseccionalidad de desigualdades resultantes de las diferencias de clase, género y etnicidad.

¿De qué tipo de políticas estamos hablando? De políticas que promuevan una mayor equidad socioeconómica, seguridad del empleo y mejora de las condiciones laborales, así como de políticas que fortalezcan la protección social a personas enfermas, desempleadas y vulnerables.

Para esto, un área que requiere mayor desarrollo en el país es la evaluación del impacto de políticas económicas sobre la salud mental. En este campo podemos aprender de algunas experiencias internacionales. Por ejemplo, algunos programas de transferencia monetaria que apuntan a reducir la pobreza se han asociado a una disminución de los niveles de estrés, ansiedad y depresión. En esta misma línea, un experimento natural realizado en Reino Unido muestra que el aumento del salario mínimo reduce significativamente la probabilidad de sufrir ansiedad y depresión al disminuir la tensión financiera entre los trabajadores que reciben bajos salarios. De hecho, el cambio observado es comparable al efecto de los antidepresivos y se mantiene a lo largo del tiempo. Por su parte, un estudio longitudinal realizado en varios países europeos muestra que políticas de reducción de la desigualdad de ingreso (por ejemplo, mecanismos redistributivos mediante impuestos progresivos) tienen un impacto positivo sobre el bienestar y la satisfacción con la vida al producir un sentimiento de protección entre las personas con menores ingresos.

En general, en los países con alta desigualdad, como es el caso de Chile, las brechas sociales coexisten con una variedad de privaciones materiales y fragilidades del sistema de protección social que inciden sobre la salud mental. En este contexto, algunos estudios subrayan la importancia de desarrollar políticas orientadas a fortalecer la protección y cohesión social (confianza interpersonal, densidad asociativa, participación comunitaria). En situaciones de recesión económica como las que enfrenta el mundo actualmente, se vuelven relevantes las políticas sociales para mitigar los efectos de la crisis sobre la salud mental.

Tal como ha sido expuesto, estas políticas sociales deberían estar acompañadas por programas que promuevan una mayor equidad de género. Si bien durante las últimas décadas se han logrado importantes avances en la transversalidad de las temáticas de género en las instituciones públicas, aún existen problemas relativos a la socialización de los roles de género, brechas salariales y de poder; violencia física y sexual; y las comunidades LGTB+

aún no logran un adecuado reconocimiento y protección de sus derechos.

Respecto a la relación entre salud mental y etnicidad, algunos hitos relevantes en la agenda multicultural han sido el lanzamiento del "Programa Orígenes" en 2001 y la implementación de la "Política de Salud y Pueblos Indígenas" de 2006. Estos programas tenían como objetivo mejorar la calidad de vida y condiciones de salud de las personas de origen mapuche, aymara y atacameño. Si bien constituyen hitos importantes en salud intercultural, tanto en el caso de la población indígena como migrante no existen políticas nacionales específicas orientadas a la salud mental de estos grupos. Más aún, desde perspectivas críticas en sociología y antropología, los programas existentes han sido enmarcados dentro del denominado "multiculturalismo neoliberal", es decir, medidas que apuntan al reconocimiento de minorías étnicas, pero que no implican una (re)distribución del poder político o económico y de las oportunidades y capacidades necesarias para la autonomía de las personas y comunidades.

En el actual contexto marcado por la pandemia por covid-19, nos parece importante subrayar que la depresión interactúa *sindémicamente* con factores biológicos, sociales y sanitarios. Por "sindemia" nos referimos a la interacción de condiciones sociales (pobreza, desigualdad, injusticia, conflicto social, desempleo), procesos ambientales (cambio climático, desastres socionaturales y ecológicos) y estados patológicos (comorbilidades entre enfermedades como depresión, diabetes e hipertensión que afectan a muchos chilenos y chilenas) que potencian sus efectos negativos sobre la vida de los individuos y exacerban la carga de enfermedad en ciertos grupos de la población. En otras palabras, no estamos simplemente frente a un agente infeccioso que parasita nuestros cuerpos, sino que presenciamos una completa alteración del orden económico y social. Al interactuar sinérgicamente, los múltiples factores sindémicos contribuyen a la etiología y persistencia de la depresión, exacerbando vulnerabilidades y reproduciendo disparidades en salud[3].

Para avanzar en las distintas líneas mencionadas en el campo de la investigación creemos necesario desarrollar estudios longitudinales que permitan integrar datos biopsicosociales y económicos, cuantitativos y cualitativos, así como examinar críticamente los mecanismos por los que los determinantes sociales actúan sobre la salud mental a nivel individual, comunitario y a lo largo del curso de la vida. Esto permitirá comprender la complejidad de los problemas y elaborar intervenciones adaptadas a nuestra realidad sociocultural en lugar de importar soluciones universales que desconocen las singularidades locales.

Agradecimientos

Álvaro Jiménez Molina agradece el apoyo de ANID – Programa Iniciativa Científica Milenio, a través de los proyectos NCS2021_081, Instituto MIDAP ICS13_005, FONDECYT Posdoctorado nº 3200944. Gabriel Abarca Brown agradece el apoyo del Programa de Becas de Doctorado en el Extranjero BecasChile (ANID-Chile).

[3] La escritura de este capítulo concluyó en julio de 2020. Luego de las primeras medidas para contener la propagación del virus, la discusión nacional e internacional ha girado en torno a las medidas necesarias para contener los efectos nocivos de la cuarentena y la pérdida masiva de empleos sobre la salud mental de las personas. En este contexto, el gobierno de Chile anunció un "ingreso familiar de emergencia" y un programa de acompañamiento para fortalecer la oferta pública de salud mental, incluyendo una plataforma digital de consulta.

Referencias

Abarca-Brown G. (2019) Religión, vudú y salud mental: nuevos desafíos para los servicios de salud en Chile. *Revista Chilena de Salud Pública*, 23(1): 68-71.

Caqueo-Urízar A., Urzúa A. & De Munter K. (2014). Mental health of indigenous school children in Northern Chile. *BMC Psychiatry*, 14: 11.

Duarte F. and Jiménez-Molina A. (2021) Psychological distress during the covid-19 epidemic in Chile: the role of economic uncertainty. Plos One. [manuscript pre-print: https://www.medrxiv.org/content/10.1101/2020.09.27.20202648v1]

Ehrenberg A. (2000) La fatiga de ser uno mismo. Depresión y Sociedad. Buenos Aires: Nueva Visión.

Han C. (2012) Life in debt. Times of care and violence in neoliberal Chile. Los Angeles: University of California Press.

Jiménez-Molina A., Reyes P., Rojas G. (2021). Determinantes socioeconómicos y brechas de género de la sintomatología depresiva en Chile. *Revista Médica de Chile*, 149: 533-542.

Linker D., Marambio C., Rosales F. (2017) Encuesta T. 1ª encuesta para personas trans y de género no-conforme en Chile. Recuperado de http://encuesta-t.cl

Lund C., Brooke-Sumner C., Baingana F., Baron E., Breuer E., Chandra P., Haushofer J., Herrman H., Jordans M., Kieling C. *et al.* (2018). Social determinants of mental disorders and the Sustainable Development Goals: a systematic review of reviews. *Lancet Psychiatry*, 5: 357-369.

Markkula N., Zitko P., Peña S., Margozzini P., and Retamal P. (2017). Prevalence, trends, correlates and treatment of depression in Chile in 2003 to 2010. *Soc Psychiatry Psychiatr Epidemiol*, 52: 399-409.

Orchard M. y Jiménez A. (2016) ¿Malestar de qué? Acerca de ciertos malentendidos entre malestar social y sufrimiento psíquico en Chile. En E. Radiszcz (ed.) *Malestares y destinos del malestar.* Santiago: Social Ediciones.

Reeves A., McKee M., Mackenbach J., Whitehead M., Stuckler D. (2017). Introduction of a national minimum wage reduced depressive symptoms in low-wage workers: A quasi-natural experiment in the UK. *Health Economics*, 26: 639-655.

Vicente B., Kohn R., Rioseco P., Saldivia S., Torres S. (2005). Psychiatric disorders among the Mapuche in Chile. *International Journal of Social Psychiatry*, 51(2): 119-127.

Testimonios

"Se deprimió. Es enfermera de una unidad de cuidados intensivos. No resistió seguir dando esperanzas a pacientes que iban a ser intubados sin tener la seguridad que sobrevivirían".

"Se deprimió. Es profesora e inmigrante. Está sola en Chile, ha tenido depresiones anteriormente. Su hijo de 13 años viene viajando, en medio de la pandemia solo por tierra desde Venezuela".

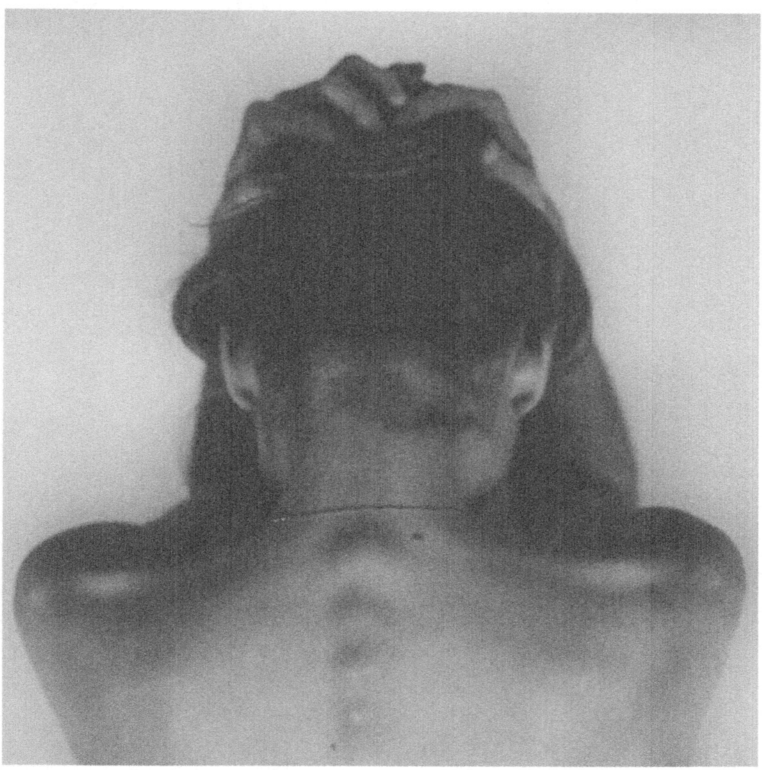

Parte 2

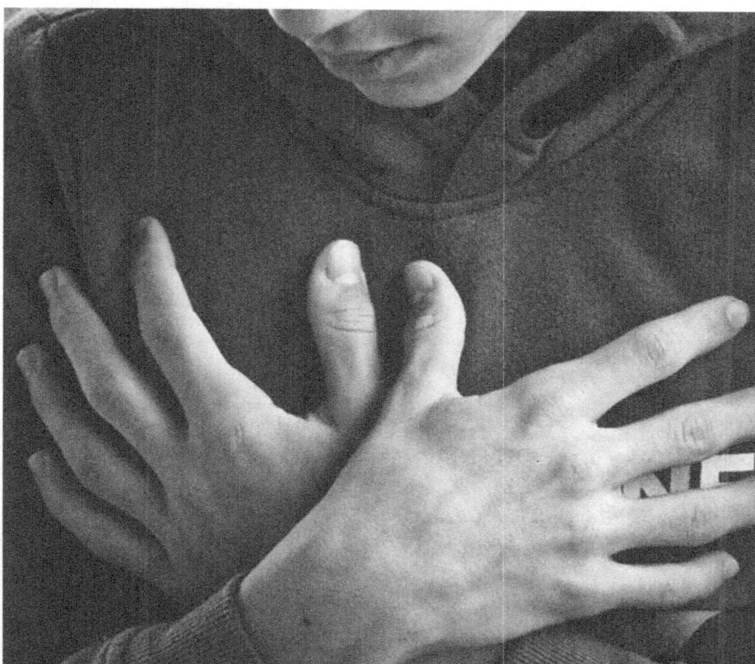

Depresión en la infancia

Ricardo García

Introducción

Los Trastornos depresivos son uno de los padecimientos más frecuentes dentro de la psiquiatría y uno de los problemas de salud pública más prevalente a nivel mundial.

Por muchos años este trastorno se refirió preferentemente a la edad adulta, siendo la depresión en los niños y niñas un tema que se ha ido construyendo en forma sólida en base a antecedentes clínicos psicopatológicos, epidemiológicos, genéticos, neurofisiológicos y de imágenes cerebrales.

Desde la década de los años 1980 se considera que la depresión es un trastorno del ánimo de origen neurobiológico que se puede manifestar en cualquier edad, siendo, en los niños y niñas, modulado por el periodo evolutivo que se encuentran, pudiendo expresarse en diferentes conductas y estados emocionales disfuncionales, afectando el normal desarrollo del individuo y de su salud mental

La depresión es rara en los primeros años, pero se incrementa notoriamente desde la pubertad posiblemente asociado a los cambios hormonales relacionados con los cambios en la morfología cerebral y en el procesamiento de la información social; también es posible un incremento en la correlación gen-ambiente. Muchas de las depresiones de inicio en la adolescencia es precedida por cuadros ansiosos en la infancia; posteriormente la depresión forma un complejo psicopatológico precedido o seguido por ansiedad y complicado por diversos grados de discapacidad y comorbilidad frecuente con otros cuadros psicopatológicos, como abuso de sustancias y trastornos conductuales.

La tendencia actual es considerar la depresión como un continuo, desde las respuestas adaptativas depresivas que son autolimitadas en el tiempo, moderadas en intensidad, y relacionadas a un estresor. En este continuo también se encuentra las depresiones no especificadas que son consideradas subsindromáticas por no cumplir todos los criterios para depresión mayor pero tienen ánimo bajo, anhedonia e irritabilidad, y además tres síntomas definidos por la nosología; la distimia seguiría en este continuo caracterizado por cronicidad e intensidad moderada de al menos un año; siguiendo este continuo, la depresión mayor es el cuadro completo con ánimo intensamente triste o irritable, agregándose al menos cinco síntomas en la línea de aislamiento social: desesperanza, culpa, pensamientos o conductas suicidas, disminución de la motivación o de la atención/concentración y desregulación de los equivalentes biológicos como el sueño y el apetito. En el extremo de esta dimensión depresiva está la psicosis depresiva, la cual es de escasa prevalencia y se caracteriza por síntomas psicóticos como alucinaciones, especialmente auditivas, delirio con contenidos depresivos, de minusvalía personal, o paranoideos.

A este continuo se ha agregado en la nueva nosología del DSM 5, el Trastorno de Disregulacion del Ánimo Disruptivo (Disruptive Mood Dysregulation Disorder) caracterizado por una irritabilidad persistente y episodios de cólera severa y delimitando la edad de comienzo antes de los 10 años.

Antecedentes

La depresión en el niño ha sido abordada desde diferentes enfoques teóricos, siendo destacados psicoanalistas los iniciadores como Melanie Klein, Margaret Mahler, R. Spitz, y posteriormente Bowlby.

Estudios más recientes han podido corroborar la influencia de personas deprimidas significativas en la vida del niño. Existe en el niño un mecanismo de resonancia afectiva que le hace incorporar en su sentir las comunicaciones emocionales de las personas en su entorno. Los padres con enfermedades del ánimo mantienen en general una forma de relacionarse disfuncional en la familia, lo que afectaría a los niños.

Los avances de la psiquiatría biológica han permitido conocer acerca de las influencias genéticas y patrones de agregación familiar, así como posibles sustratos biológicos de la depresión, postulándose que el sistema límbico cerebral está relacionado con el control del ánimo, integrando y modulando respuestas motoras y endocrinológicas a las emociones mediante sistemas de neurotransmisores, especialmente el serotoninérgico y noradrenérgico. Es también en estos sistemas donde algunos factores somáticos orgánicos interactuarían con las emociones, observándose una relación entre las enfermedades crónicas con los estados depresivos.

En la actualidad se piensa entonces que existiría un sustrato orgánico que responde de forma "depresiva", frente a una serie de factores desencadenantes que tienen una significación dependiente del periodo de desarrollo en que el niño se encuentre. Las separaciones, la pérdida de estados u objetos deseados, las frustraciones, situaciones traumáticas, desencadenarán este estado, que el niño sufrirá como propio y distinto de las emociones de las personas que lo rodean.

Epidemiología

Ha sido difícil la realización de este tipo de estudios debido a problemas de selección de muestras, de acuerdo con los criterios diagnósticos, existencia de instrumentos diversos y otras barreras.

Sin embargo, de acuerdo con los sistemas de clasificación internacionales, se ha desarrollado una serie de instrumentos que han permitido la determinación de la incidencia y prevalencia de depresión en población de niños y adolescentes, siendo los niños los que identifican mejor el episodio depresivo que sus padres.

En la población general la prevalencia de un año durante la infancia es baja, con menos del 1% de los niños y niñas afectados, y no hay diferencias entre ellos Durante la adolescencia la prevalencia de un año aumenta, alcanzando del 4% al 5%, con el doble de niñas que experimentan depresión en comparación con los niños. Esto es aproximadamente la misma prevalencia que la depresión adulta. Los jóvenes que llegan a los 18 años, tienen la probabilidad acumulada de tener un episodio de depresión clínica de un 20%.

Además, el inicio de la depresión durante la infancia y la adolescencia se asocia con recurrencia más adelante en la vida. Aunque del 60% al 90% de los episodios depresivos remiten dentro de un año, del 50% al 70% de los jóvenes desarrollan posteriormente episodios depresivos dentro de los 5 años, y pocos adultos muestran recuperación completa de síntomas y funciones entre episodios. Estos patrones son válidos incluso para síntomas depresivos subumbrales, con resultados negativos similares observada en la edad adulta.

Dados estos antecedentes, la depresión en la niñez y la adolescencia es un trastorno persistente y recurrente que puede impactar en el logro de hitos del desarrollo personal, generando deficiencias educativas y sociales, por lo tanto el tratamiento es crucial.

En una investigación nacional que consideró una muestra en población general de 1558 de niños, niñas y adolescentes entre 4 a 18 años en cinco provincias de Chile, los trastornos afectivos o del ánimo constituyeron la tercera prevalencia después de los trastornos conductuales y ansiosos en una prevalencia total de trastornos psiquiátricos de 22,3%. El grupo de 4 a 11 años mostró una prevalencia de 3,5% de trastornos afectivos.

Entre los factores de riesgo se observó que una alta percepción de mal funcionamiento familiar era un factor de riesgo para los trastornos ansiosos, afectivos y disruptivos.

También la psicopatología parental era un factor de riesgo para estos tres grupos de trastornos. Este riesgo era mayor para trastornos del ánimo de los hijos si la madre tenía psicopatología, o si tenía familia uniparental solo con la madre.

En cuanto al uso de servicios de los niños y adolescentes que tienen trastornos afectivos, se constató que era el trastorno que tenía menos asistencia de servicios generales (educacionales, sociales, salud).

Muchos estudios muestran que existe una correlación entre la depresión y el mal funcionamiento de la familia. Se ha demostrado que existe una relación entre la depresión de los padres y la de sus hijos. Al parecer no existiría diferencia por niveles socioeconómicos.

El riego de desarrollar trastorno bipolar en pacientes que han tenido depresión de inicio precoz es cercano al 20 al 30%, especialmente lo que ha tenido respuesta adversa a tratamiento antidepresivo con elementos hipomaniacos. Los rasgos que alertan hacia esta evolución es la alteración del sueño, especialmente hipersomnia, síntomas psicóticos de brusca aparición, cierto compromiso de la psicomotilidad, como episodios de anergia y antecedentes de trastornos bipolar en la familia

En relación con el suicidio, el trastorno depresivo es un fuerte predictor para el intento de suicidio y la consumación de este. Las alertas precoces para esta situación son: cuadro depresivo crónico y severo, ideación suicida periódica con intentos previos o plan de realizarlo, rasgos de impulsividad o trastorno conductual, abuso de sustancias, historias similares en parientes cercanos e historia de disfunción familiar severa con funcionamiento caótico, antecedentes de negligencia, abuso, violencia, maltrato.

Los estudios prospectivos de niños con depresión, especialmente los que no han completado tratamiento, o sus tratamientos, han sido parciales o no han logrado la remisión total, se asocian a mayor riesgo de trastornos de personalidad, trastornos conductuales, abuso de alcohol y drogas, conducta suicida y otras conductas de riesgo, como obesidad, conductas sexuales de riesgo, problemas de relaciones interpersonales, elección de parejas con problemas psicopatológicos, e historias educacionales y laborales insatisfactorias.

La literatura enfatiza la importancia de las secuelas de los trastornos residuales o incompleta resolución de los síntomas depresivos, por lo que se enfatiza la optimización de los recursos terapéuticos con evaluaciones estrictas para prevenir estos riesgos.

Causalidad

En la actualidad no se sabe con precisión la causa de la enfermedad depresiva, sin embargo el estado del conocimiento en neurociencias y los aportes de la epidemiología del desarrollo han podido establecer factores de riesgo que dan cuenta de una vulnerabilidad biológica, sobre la cual interactúan estresores medioambientales que desencadenarían los estados depresivos.

Se estima una heredabilidad de entre el 40 al 65%; por otro lado se estima un 35 a 60% de la varianza explícita por factores no genéticos como factores familiares adversos.

Existen evidencias crecientes que la vulnerabilidad depresiva es cotransmitida con la vulnerabilidad ansiosa en una estimación de 61 a 65%, por lo tanto existe una relación genética entre ansiedad y depresión. Esta asociación implica que niños con vulnerabilidad genética ansiosa serán más sensibles a situaciones estresantes y a la vez los genes que incrementarán el riesgo de ansiedad aumentarán la vulnerabilidad a eventos posiblemente depresiogénicos.

Factores genéticos: Se han realizado estudios genéticos familiares, de genética molecular, de riesgo genético de depresión ante la presencia de eventos estresantes, o en asociación con situaciones de adversidad temprana en el desarrollo del niño.

Factores parentales: Se ha estudiado el impacto de los padres depresivos en sus hijos, encontrándose como importante factor de riesgo para depresión la deficiente interacción padre-hijo, que también se extiende en la relación con los hermanos y pares. Hay estudios que demuestran que los hijos de madres depresivas están expuestos a mayor estrés. Estudios en hijos de padres depresivos muestran mayores índices de retrasos psicomotores, problemas cognitivos y emocionales y mayor angustia de separación en la etapa infantil temprana; posteriormente en la edad escolar, mayor riesgo de depresión, hiperactividad, ansiedad y excesiva rivalidad con hermanos y pares por atención; en la adolescencia hay mayor conducta de riesgo, conflictos con los padres y trastornos psiquiátricos

Factores neurofisiológicos: Los principales circuitos cerebrales involucrados son los límbicos subcorticales-frontales, y los neurotransmisores mayormente involucrados son la serotonina y la noradrenalina, los cuales estarían disminuidos en el espacio intersináptico y esto tendría un efecto a nivel de receptores y dentro de la célula, generando cambios en la regulación del sistema a nivel enzimático.

Las evidencias neurofisiológicas de estas disfunciones se manifiestan en alteraciones en el funcionamiento cognitivo y alteraciones lesionales a nivel del hipocampo cerebral.

A través de neuroimágenes cerebrales se ha pesquisado cambios estructurales, con incremento de ventrículos laterales y tercer ventrículo, reducción de volumen del caudado, reducción o posible cambio de lateralización de lóbulo prefrontal, cambios en circuitos tálamo-pálidoestriatal-prefrontal medial ventral, cambios en la amígdala y en el hipocampo

Existe una relación estrecha entre la depresión y la génesis del estrés. Como parte del desarrollo, el cerebro se organiza en respuesta a los patrones, intensidad y naturaleza de las experiencias sensoriales, preceptuales y afectivas durante la infancia; la exposición a estrés impredecible o intenso puede provocar múltiples déficit. Son de especial importancia los déficit que se pueden ocasionar en el hemisferio cerebral derecho, el cual es central en el procesamiento de la información socioemocional, los estados afectivos y en la capacidad de adecuarse a distintas situaciones.

Se ha postulado que las alteraciones vinculares anormales generan disfunciones a este nivel, dado por el nivel de estrés que genera en el bebé. Se produciría una vulnerabilidad mayor para generar estados ansiosos y depresivos. Por otro lado, una adecuada relación madre-hijo favorece una maduración del neurodesarrollo que posibilita procesos de resiliencia y capacidad de superar situaciones nuevas.

A niveles psicosociológicos se ha postulado el "efecto de cohorte", el cual se refiere a que las generaciones en las últimas décadas se han estado enfrentando más a situaciones de estrés, generando un desbalance de las interacciones geneticoambientales, lo que se ha relacionado con un aumento en la incidencia y en la severidad de los trastornos del ánimo en generaciones sucesivas, apareciendo en edades más tempranas; sin embargo se mantiene la misma prevalencia para los trastornos más severos, postulándose que estos tendrían más influencia genética, y los leves a moderados mayor influencia de factores estresores sobre una vulnerabilidad constitucional.

Diagnóstico

El diagnóstico es principalmente clínico, a través de una historia completa, reuniendo todos los antecedentes, el examen del paciente y los estudios pertinentes, lo que permitirá integrar los factores de riesgo y protectores desde una perspectiva biológica, psicológica, familiar y social, para así aproximarnos a una comprensión psicopatológica evolutiva y sistémica del cuadro depresivo.

Los padres son buenos informantes de los sucesos biográficos del niño o niña, así como de conductas observables como el aislamiento social o la irritabilidad; pero los pacientes niños y niñas son mejores informantes de los estados internos como vivencias depresivas, ideación suicida, de culpa, soledad, falta de motivación e ideación psicótica.

El examen mental será consistente con este mundo interno depresivo, reflejándose en una disminución de la psicomotricidad, una baja tonalidad afectiva, con escasa espontaneidad y lozanía en los más pequeños. Su producción en el juego, pruebas psicológicas proyectivas y dibujo también se verá reflejada por la vivencia depresiva y captada por el entrevistador en la contratransferencia. Claramente su capacidad adaptativa y grado de funcionalidad social, familiar, y especialmente escolar, se verá comprometida.

La contratransferencia transmitirá el sufrimiento, constricción afectiva, o la irritabilidad y falta de lozanía de los más pequeños.

Para estudios epidemiológicos y de investigación se han validado diversos instrumentos, como el Diagnostical Interview Schedule for Children (DISC), el KSADS-E, el Children´Depresión Rating Scale Revised (CDRS-R), el Children'Depression Inventory (CDI) entre otros.

Cuadro Clínico

En general, se distinguen cuatro dimensiones estructurales básicas de la depresión:

1. Humor disfórico.
2. Vaciamiento de energía y de impulsos.
3. Aislamiento e incomunicación.
4. Ritmopatía (alteración de sueño, apetito, secreciones hormonales etc.).

La Asociación Americana de Psiquiatría ha usado, como criterios de depresión, tanto en adultos como en niños y niñas, la existencia de:

1. Humor disfórico (ánimo depresivo o irritable) más, al menos, cuatro de los siguientes síntomas:
    1. Mal apetito o pérdida de peso o aumento del apetito o ganancia de peso.
    2. Dificultad para dormir o exceso de sueño.
    3. Falta de energía.
    4. Agitación psicomotora o retardo.
    5. Pérdida de interés o agrado en actividades usuales.
    6. Tendencia constante al autorreproche o exceso de culpas.
    7. Disminución subjetiva u objetiva de la capacidad de concentración.
    8. Pensamientos recurrentes de muerte o ideas suicidas.

En cuanto a los niños menores de 6 años, el criterio es que basta que estén presentes al menos tres de los primeros síntomas del listado para hacer el diagnóstico.

Estos criterios generales, muchas veces, resultan insuficientes para diagnosticar depresión en las diferentes etapas del desarrollo infantil, siendo difícil obtener mayor información respecto a cómo el niño conceptualiza, vivencia y manifiesta sus estados de ánimo en los diversos periodos evolutivos.

Tomando en cuenta estas últimas consideraciones, los autores Herzog y Rathbun propusieron hace años, un sistema evolutivo del diagnóstico de la depresión en niños basado en 5 etapas del desarrollo. La presencia del humor disfórico es requisito para el diagnóstico en cualquier edad. Además, por lo menos cuatro conductas disfuncionales deben estar presentes y estas también varían de acuerdo al desarrollo.

Edad	Ánimo Disfórico	Conducta Disfuncional
	(Debe estar presente)	(Al menos 4 deben estar presentes)
0-3 años	Cara triste o inexpresiva	1. Trastornos somáticos: retraso pondoestatural de causa no orgánica.
	Evitación de la mirada	2. Falta de juego social.
	Mirada lejana	3. Persistente irritabilidad o letargo.
	Afectividad pobre o apática	4. Problemas de separación y/o apego. Incapacidad de separarse (12-36 m), separación sin reacción (9-36 m).
	Irritabilidad	5. Dificultades conductuales.
		6. Retraso del desarrollo (lenguaje y motor especialmente).
		7. Dificultades de sueño.
3-5 años	Cara triste. Mirada de aflicción	1. Trastornos somáticos: encopresis, enuresis, asma, eczema, menor progreso pondoestatural.
	Irritabilidad	2. Aislamiento social.
	Afectividad sombría o fábil	3. Exceso de actividad o letargo.
		4. Problemas de separación, incluyendo fobia escolar.
		5. Conducta agresiva.
		6. Autoagresión (tendencia a los accidentes, golpes en la cabeza).
		7. Dificultades de alimentación.
		8. Dificultades de sueño.
6-8 años	Infelicidad prolongada	1. Trastornos somáticos, quejas vagas, dolores de abdomen, eczema, episodio semejante a convulsiones, asma, enuresis, enconresis.
	Irritabilidad	2. Disminución de la sociabilidad.
	Afectividad sombría	3. Excesiva actividad o letargo.
		4. Conductas fóbicas y/o problemas de separación.
		5. Conducta agresiva, mentiras, robos.
		6. Conductas de alto riesgo o preocupaciones mórbidas.
		7. Cambios en apetito o peso.
		8. Trastorno de sueño.
		9. Disminución de la capacidad de concentración.
		10. Excesiva culpa o autodespresión.
9-12 años	Apariencia triste, apatía, sentimiento de incompetencia	1. Trastornos somáticos.
	o incapacidad e irritabilidad	2. Falta de placer en actividades.
		3. Inquietud o letargo.
		4. Fobia o problemas de separación.
		5. Conducta antisocial.
		6. Conducta de alto riesgo, pensamientos mórbidos.
		7. Cambios de apetito o peso.
		8. Trastornos del sueño.
		9. Disminución en capacidad de concentración.
		10. Excesiva culpa o autor depreciación.

Clasificación diagnóstica

Los trastornos del ánimo se clasifican de la misma manera para niños y adultos, según el DSM 5 y el CIE 10, teniendo algunas variaciones en cuanto al tiempo de evolución. A diferencia del DSM IV, la actual clasificación incorpora los Trastornos Depresivos la categoría de Trastornos Disregulatorios Disruptivos del estado del ánimo y agregan al diagnóstico los especificadores, que apuntan a características especiales del trastorno depresivo en cuestión. Se han agregado algunas consideraciones evolutivas en la forma o el tiempo de presentación.

Evolución

La duración media de un episodio depresivo mayor es de 5 a 8 meses en casos referidos a psiquiatría, y de 3 a 6 meses en la población general; la duración del episodio será más larga de acuerdo con la existencia de comorbilidad y el tipo de esta, también de la carga familiar de trastornos depresivos.

Se estima que el 90% de los episodios depresivos mayores remiten al cabo de 1 a 2 años y 10% se prolongan más allá de ese periodo. Los episodios que han sido exitosamente tratados experimentan una recaída de un 40% a los dos años y 75% a los 5 años, lo que plantea en estos casos la necesidad de tratamientos prolongados.

Los factores de riesgo para tener mayor recurrencia son la aparición temprana, que un padre tenga depresión, recuperación incompleta de un episodio o estado subsindromal y disfunción familiar persistente, maltrato o abuso.

Un 20 a 40% de los niños o adolescentes que han tenido un trastorno depresivo pueden desarrollar un trastorno bipolar dentro de los próximos 5 años, por lo que es necesario tenerlo en cuenta en la educación del paciente y sus familias

Depresión y Suicidio

El suicidio en jóvenes es un problema de salud pública en Chile y a nivel mundial, y es de gran importancia conocer los riesgos y el tratamiento médico psiquiátrico en los niños y adolescentes que presentan ideaciones o conductas suicidas; la depresión es un factor de riesgo para la ideación y conducta suicida, cerca de un 60% de jóvenes deprimidos han tenido ideación suicida y 30% ha presentado conducta suicida.

Es necesario indagar factores de riesgo suicida como:

- Antecedentes de suicidios en la familia
- Intentos de suicidio anteriores
- Presencia de otros trastornos psiquiátricos comórbidos (p.ej. consumo de sustancias), impulsividad, y agresión
- Acceso a alternativas letales (p.ej., armas de fuego)
- Estar expuestos o vivir en situaciones adversas o limites (p.ej., maltrato, crisis disciplinarias, abuso físico o sexual, suma de situaciones estresantes, etc.)

Tratamiento

El tratamiento de la depresión durante la niñez es fundamental, por el sufrimiento y compromiso de salud mental que afecta su desarrollo personal, y puede condicionar una vulnerabilidad para enfrentar las diversas situaciones de estrés en su vida.

Hasta ahora la terapéutica de la depresión en la infancia es de una efectividad estudiada parcial, pero continúa mejorando en el área de la psicoterapia, la medicación antidepresiva: Inhibidores selectivos de la recaptación de serotonina [ISRS] y con inhibidores de la recaptación de serotonina-norepinefrina [IRSN]), y su combinación con terapias basadas en evidencias, estos estudios están siendo más numerosos y con adecuada metodología.

El tratamiento es multimodal, es decir, considera intervenciones a nivel individual, familiar y social (pares y colegio), esta modalidad es la que ha dado mejores resultados, combinando distintos enfoques terapéuticos, dependiendo de la edad del niño o del adolescente.

La psicoterapia individual debe tener en cuenta los aspectos evolutivos, ya que el niño que se encuentra deprimido está interferido en el curso de las etapas de desarrollo que le corresponden y el terapeuta tendrá que ayudarlo a asumir estas tareas, teniendo siempre en cuenta la red interaccional en que este cambio se va a producir.

En la edad preescolar la terapia debe considerar intervenciones con la familia. Se ha descrito maneras de cambiar los patrones de interacción familiar en la depresión infantil con buenos resultados. Es crucial que los adultos aquejados de depresión y que están al cuidado del niño deben recibir tratamiento apropiado y favorecer una contención y vinculación apropiadas con los niños pequeños

Después de los 5 años de edad las posibilidades terapéuticas se incrementan, ya que además de las distintas formas de psicoterapia deben considerarse los tratamientos biológicos.

Existen diversas orientaciones y técnicas terapéuticas con distintos grados de evidencia, que es necesario conocer y aplicar de acuerdo con la situación de cada niño a niña.

Psicofarmacos

Las terapias biológicas deben considerarse teniendo en cuenta la gravedad de los síntomas y edad del paciente. Poco sabemos cómo la interferencia con los neurotransmisores cerebrales en fases del desarrollo puede afectar el desenvolvimiento normal de las interacciones neuronales. El curso natural de la enfermedad determinará si es prudente esperar o intervenir. Deben considerarse los efectos

Resumen de la evidencia de la eficacia de las terapias psicosociales para la depresión unipolar en la infancia.

Tratamiento	Comentarios
Terapia cognitivo conductual (TCC)	Alguna evidencia que muestra que la TCC individual (8 a 16 sesiones semanales de una hora de duración) es eficaz en el corto plazo. Las diferencias entre la TCC y la terapia farmacológica habitualmente desaparecen a los 12 meses.
Psicoterapia interpersonal (PIP)	Alguna evidencia que muestra que la PIP es eficaz en el corto plazo.
Psicoterapia psicodinámica (psicoanalítica)	Muy pocos estudios, pero alguna evidencia de que podría ser eficaz. Requiere una duración mayor del tratamiento (p.ej., un año)
Terapia familiar	Más eficaz que la ausencia de tratamiento. No está clara su eficacia en comparación con otros tratamientos. Puede ser particularmente útil en los casos de conflicto y disfunción familiar.
Terapia de grupo (mayormente basadas en TCC)	Evidencia limitada, resultados contradictorios. Utilizada mayoritariamente como una intervención preventiva en personas en riesgo.
Autoayuda (p.ej., relajación, folletos o libros educativos, grupos de apoyo)	Datos limitados y con resultados contradictorios. Interés creciente en TCC basada en Internet, pero hasta el momento hay poca evidencia de su eficacia. La psicoeducación generalmente está incluida como parte del tratamiento clínico.

secundarios indeseados, así como el grado de severidad de la depresión, para hacer este tipo de indicaciones.

En general, cuando la depresión se acompaña de alteración de los ritmos biológicos, sueño, apetito y la motilidad, la indicación de antidepresivos favorece la más pronta recuperación.

El tratamiento del trastorno depresivo se divide en tres fases. La fase aguda, que tiene como propósito la disminución e idealmente remisión completa de los síntomas depresivos, lo que demora aproximadamente 2 a 4 meses.

Posteriormente viene la fase de continuación, cuyo objetivo es consolidar la remisión para evitar una recaída, tardando entre 6 a 12 meses. Algunos pacientes requieren mantener su tratamiento de manera de prevenir recurrencias (nuevo episodio depresivo durante el periodo de recuperación), lo que se denomina fase de mantención, que puede durar de 1 a 5 años.

Los mecanismos de acción de los antidepresivos se relacionan en general con inhibición de la recaptación de los neurotransmisores. En un inicio, esto ocurre mayoritariamente en el área somatodendrítica de la neurona, llevando a una desensibilización o regulación negativa de los autorreceptores somatodendríticos con activación del flujo de impulso neuronal y liberación del neurotransmisor en el axón terminal. Una vez que los ISRS han bloqueado la recaptación de la bomba, aumenta la liberación de 5HT de terminales de los axones.

En la fase aguda los fármacos utilizados como primera línea son los ISRS. De ellos, dos cuentan con aprobación de la FDA para el tratamiento del trastorno depresivo en población infantojuvenil; Fluoxetina aprobada para mayores de 8 años, y Escitalopram a partir de los 12 años.

La fluoxetina es la que presenta mayor evidencia, demostrando beneficio en el tratamiento de los trastornos depresivos en niños y adolescentes. Dentro de los estudios randomizados que avalan su eficacia, el NIMH (National Institute of Mental Health), realizó un estudio para evaluar el tratamiento de depresión en adolescentes (TADS). Los resultados mostraron que en fase aguda los mayores efectos se vieron al utilizar la combinación de fluoxetina y TCC, seguidas por fluoxetina sola (60,6%), TCC (43,2%) y placebo (34,8%). En fase de continuación, la terapia combinada mantiene su superioridad (combinada).

Respecto a escitalopram, existe evidencia favorable en depresión para población adolescente.

Otros ISRS han sido estudiados en depresión, con resultados diversos. Dentro de ellos, citalopram y sertralina cuentan con resultados positivos en algunas investigaciones. Aunque algunos estudios han dado cuenta de efectividad de paroxetina, su uso se encuentra limitado en esta población debido a importantes efectos secundarios en prepúberes y a asociarse frecuentemente con síntomas de discontinuación por su corta vida media.

Considerando a los ISRS como primera línea de tratamiento, es relevante tener en cuenta los efectos adversos asociados, describiéndose cefalea, molestias gástricas, alteraciones del ciclo sueño-vigilia, hiperactividad, irritabilidad, hostilidad, desinhibición, labilidad emocional y autoagresiones.

De manera más infrecuente, pero pudiendo llegar a ser letal, se encuentra el síndrome serotoninérgico, describiéndose cambios en el estado mental, hiperactividad autonómica, y alteraciones neuromusculares, que pueden remitir con la discontinuación del medicamento, pero en ocasiones requiere hospitalización con un 2-12% de mortalidad.

También debe considerarse el riesgo de viraje a manía, encontrándose en individuos vulnerables el riesgo de desencadenar ciclos más rápidos y más graves de tipo maniaco o mixto. Por ello, antes de instalar el tratamiento es necesario asegurarse que no haya la presencia o antecedentes de síntomas hipomaniacos o maniacos, así como tampoco antecedentes de bipolaridad en la familia. Este cuadro debe diferenciarse del Síndrome de activación, el cual suele ser dosis dependiente y aparece en los primeros días de tratamiento.

Se han propuesto algoritmos de consenso nacional e internacional para el tratamiento de niños y adolescentes con depresión mayor, sugiriéndose realizar una evaluación diagnóstica rigurosa, chequeando en primera instancia la severidad dada por el potencial suicida, la comorbilidad y factores estresores psicosociales. Según esta evaluación inicial considerar la hospitalización. Independiente de la gravedad considerar psicoeducación, medidas de manejo involucrando a la familia y el colegio.

Si la depresión es leve a moderada favorecer la psicoeducación y psicoterapia, y si esto no es suficiente considerar farmacoterapia manteniéndola por un periodo de continuación. Si la depresión es severa, se debe comenzar con farmacoterapia, considerando predictores de historia de bipolaridad, en cuyo caso se debe pensar en fármacos que estabilicen el ánimo; y si presenta síntomas psicóticos se debe emplear antipsicóticos atípicos.

La primera línea de tratamiento farmacológico son los ISRS, indicándolos por al menos 4 a 6 semanas en dosis adecuadas inicialmente. En caso de respuesta parcial, se sugiere optimizar el tratamiento inicial (mayor tiempo, mayor dosis). Para pacientes sin respuesta o que no toleran los efectos adversos, se recomienda cambiar a otro ISRS o cambiar de clase de antidepresivo (por ej. a un dual), o considerar estrategias de combinación. Es necesario estar alerta a las comorbilidades y tenerlas en consideración en el tratamiento que no responde

Debido a su asociación a efectos secundarios, la FDA recomienda monitorizar semanalmente el primer mes y luego cada 15 días por los siguientes dos meses, teniendo un seguimiento de acuerdo al caso en los meses siguientes. Estar alerta a: respuesta a tratamiento, empeoramiento síntomas, síntomas de activación o viraje, ideación o conducta suicida, u otros efectos adversos.

Referencias

Ajuriaguerra Marcelli. (1982). *Manual de Psicopatología del Niño.* Ed. Toray-Masson,S.A.

American Psychiatric Association (2013). *Diagnostic and Statistical Manual of Mental Disorders,* Fifth Edition. Arlington, VA, American Psychiatric Association.

Brent D., Fadi Maalouf F. (2015). Depressive Disorders in Childhood and adolescence. Rutter's Child and Adolescent Psyquiatry, 6th Edition. Edited by Rutter M, Bishop D, Pne D, Scott S, Stevenson J, Taylor E, Thapar A. Blackwell Publishing, isbn: 978-1-4051-4549-7.

Rey Joseph M., Bella-Awusah Tolulope T. & Liu Jing. (2015) . Depresión en niños y adolescentes Rey JM (editor). *iacapap e-Textbook of Child and Adolescent Mental Health*. Geneva: International Association for Child and Adolescent Psychiatry and Allied Professions.

Vicente B., Saldivia S., Rioseco P., De la Barra F. (2012 Oct). Prevalence of child and adolescent mental disorders in Chile: a community epidemiological study. *J Child Psychol Psychiatry*; 53(10):1026-35. doi: 10.1111/j.1469-7610.2012.02566.x. Epub 2012 May 31.

Testimonio

"En mi casa mi familia me trataba mal porque no creen en la depresión ni en los psicólogos, y yo era una niña, sufrí mucho, sentía que me estaba muriendo, una amiga acababa de suicidarse y mis papás no estaban ahí para apoyarme. Derivó la depresión leve en algo más peligroso... Ahora estoy sola, con mil problemas y sin poder tratarme por miedo a tener problemas con mis viejos como cuando era niña, con el estrés de la U, sin amigos y pensando que me voy a quedar sola para siempre, sin poder comer porque me da asco ver comida, sin poder dormir, y lo peor es que mi familia aún no se da cuenta". Joven mujer de 19 años.

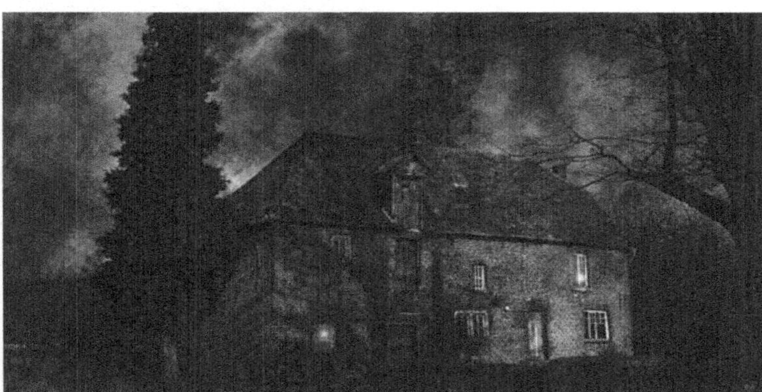

Depresión en adolescentes

Vania Martínez Nahuel

Fernanda o Fer, como le dicen de cariño sus amigos/as y su familia, está comenzando la adolescencia. Hace poco escribió un poema para su clase de español que llamó la atención de su profesora. Este empieza con la siguiente frase: "hay veces que no tienes ganas de nada, solo de acabar con todo e ignorar lo que te rodea...".

Sus palabras suenan un poco a sufrimiento. ¿Qué le estará pasando a Fer? ¿Será que está deprimida? Sería raro, porque a ella se la ve bien. Después de todo es esperable que tenga cambios de humor, que a veces esté más alegre y otras veces más triste y que a menudo se encierre en su pieza, porque así se supone que son los/as adolescentes, ¿o no?

Fer es muy buena alumna y ha mantenido su buen rendimiento en el colegio. "Quizás es muy creativa, tiene talento para escribir y se trató solo de un poema" –piensan sus padres cuando la profesora les comentó este episodio–. Sin embargo intuyen que tal vez valdría la pena una evaluación médica, sobre todo porque su papá recuerda que el primer cuadro de depresión que él tuvo fue en la adolescencia.

Pero hay otra parte del poema que llama la atención y es donde dice: "...y te invade una sensación de estar atado a lo profundo. Sé que hay veces que te tragas todas tus lágrimas y que sientes un dolor punzante en el alma".

¿Qué estará queriendo decir Fer con este poema?, se pregunta nuevamente la profesora, sin saber cómo descifrar el mensaje.

Fer ha puesto en palabras lo que suele ser muy difícil de describir para algunos adolescentes con depresión. Ella lleva un par de meses sintiéndose de esa manera, sin entender lo que le pasa. Está triste, pero no quiere que la vean llorar. Ya no disfruta las cosas como antes. Está con menos apetito y se despierta muchas veces en la noche. Se nota algo cansada. Se siente sola. Ha pensado en la muerte, pero sabe que no se suicidaría.

Fer tiene depresión, y mientras antes sea diagnosticada y reciba un tratamiento adecuado, mejor será su pronóstico.

¿Qué es la depresión?

La depresión es un problema de carácter mundial y es común entre los/as adolescentes. Es una enfermedad del ánimo que puede ser recurrente, y que, si no es tratada oportuna y adecuadamente, se asocia a consecuencias negativas tanto a nivel individual como familiar, escolar y social.

Existen tratamientos eficaces para la depresión en adolescentes y formas de prevenirla. Aprender a reconocer sus síntomas y romper con el estigma asociado a ella, es el primer paso para favorecer un abordaje apropiado.

¿Qué tan frecuente es la depresión en adolescentes?

Estudios internacionales coinciden en que cerca de un 5-6% de los/as adolescentes tiene depresión clínicamente significativa en un momento dado y que, al terminar la adolescencia, aproximadamente uno de cada cinco jóvenes habrá tenido esta enfermedad.

La mayoría de los/as adultos/as con depresión recurrente ha iniciado sus episodios depresivos en la adolescencia. Gran parte de estos cuadros comienzan a la edad de los 13-14 años.

A partir de la pubertad la depresión es más frecuente en mujeres. Ellas tienen entre el doble y el triple de probabilidades de tener depresión que los hombres.

Son aún más los/as adolescentes que presentan sintomatología depresiva subclínica, es decir, que no cumplen con todos los criterios para hacer el diagnóstico de depresión, pero que igualmente tienen consecuencias negativas y pueden presentar depresión en el futuro.

¿Está aumentando la depresión en adolescentes?

Tanto investigadores/as como clínicos/as han sugerido que la prevalencia de la depresión en adolescentes ha aumentado en las últimas décadas, que la edad de inicio de esta enfermedad es cada vez más temprana, y que se ven cuadros más graves a menor edad. Sin embargo esto no se puede afirmar categóricamente, dado que no existen estudios prospectivos de alta calidad que apoyen dichas afirmaciones.

¿Cuáles son las causas y factores de riesgo de la depresión en adolescentes?

La depresión en adolescentes se produce por interacciones complejas que incluyen vulnerabilidades biológicas e influencias ambientales.

Los principales factores de riesgo son:

- Depresión en uno o ambos padres, otros trastornos psiquiátricos en los padres (ej. abuso de alcohol y otras sustancias).
- Relaciones familiares disfuncionales (ej., falta de comunicación afectiva, rechazo familiar).
- Estilo de pensamiento pesimista.
- Baja autoestima.
- Antecedentes de eventos estresantes y traumáticos (ej. pérdidas, bullying, ciberacoso, negligencia, maltrato, abuso).
- Baja red de apoyo social.
- Pobreza.

– Consumo de alcohol y/o drogas.

Jóvenes LGBTIQ+ están más expuestos a sufrir de bullying, discriminación y otras experiencias traumáticas y de rechazo, por lo tanto, se hallan en mayor riesgo de presentar depresión.

¿Cómo puedo reconocer los síntomas de la depresión en adolescentes?

Puede ser difícil, tanto para los padres como para los/as mismos/as adolescentes, distinguir entre cuándo se trata de un comportamiento esperable y propio de ellos y cuándo se trata de un comportamiento relacionado a un cuadro depresivo.

Los/as adolescentes habitualmente tienen cambios de humor, muestran cierta irritabilidad, se distancian de sus padres, por ejemplo, pasando más tiempo en sus dormitorios. Además, muchas veces tienen hábitos de sueño y de alimentación inadecuados. Sin embargo, cuando tienen depresión presentan síntomas intensos y duraderos que impactan negativamente en su funcionamiento habitual.

Los síntomas centrales de la depresión son: tristeza, desesperanza, irritabilidad y dificultad para disfrutar de las cosas. Estos síntomas están presentes la mayor parte del día, por al menos dos semanas, y causan un malestar significativo que deteriora el funcionamiento cotidiano.

Otros síntomas que generalmente están presentes son:

– Cambios en el apetito (ya sea disminución o aumento, o cambios en el peso, sin estar haciendo dieta).
– Alteraciones del sueño (insomnio o somnolencia excesiva).
– Cansancio o poca energía.
– Lentitud para hablar o moverse o cierta inquietud.

- Sentimientos de inutilidad o culpa excesiva o inadecuada.
- Disminución de la capacidad para concentrarse o tomar decisiones.
- Pensamientos recurrentes de muerte o ideas suicidas.

Es importante considerar que algunos/as adolescentes, especialmente con cuadros leves y moderados, pueden –con esfuerzo– ocultar sus síntomas frente a los demás y prefieren no contarle a nadie por temor a que no les crean o a generar lástima. Esta es una gran barrera para pedir ayuda en forma oportuna.

Una relación cercana familiar, y la observación que pueden hacer las amistades y el personal del colegio pueden ayudar a detectar más tempranamente la depresión. Especial atención hay que poner en adolescentes con historia de episodio previo de depresión y/o antecedentes familiares de depresión.

Una o más respuestas afirmativas a las siguientes preguntas hacen necesario investigar la posibilidad de esta enfermedad:

Durante las últimas dos semanas más de la mitad de los días o casi todos los días:

1. ¿Te has sentido bajoneado/a, deprimido/a, irritable o desesperanzado/a?
2. ¿Has tenido poco interés o placer al hacer las cosas?

¿Cómo se hace el diagnóstico de depresión en adolescentes?

En general, los/as adolescentes tienden a consultar poco en los servicios de salud por causas de morbilidad general y consultan aún menos por problemas de salud mental. Asimismo, los/las adolescentes que tienen depresión, una vez que consultan, muchas veces no reciben el diagnóstico y/o el tratamiento adecuado. Por eso es muy importante la sospecha de estos cuadros en forma prematura.

La depresión puede ser sospechada por el/la mismo/a adolescente, su familia, sus amistades, el personal del colegio, y/o el personal de salud (ej, psicólogo/a, enfermero/a, matrón/a). El diagnóstico lo hace un/a médico/a con una entrevista que incluye un espacio a solas con el/la adolescente y que se complementa con la información obtenida desde los/as cuidadores/as y desde el colegio.

En la entrevista clínica siempre es importante averiguar no solo por la presencia de síntomas de depresión, sino que también de otros trastornos psiquiátricos (por ej. trastornos de ansiedad, trastornos de uso de sustancias, trastornos de la conducta alimentaria, trastorno por déficit atencional, etc.), de riesgo suicida, de factores de riesgo y de protección, así como factores predisponentes, gatillantes y mantenedores, de redes de apoyo social, etc.

Es fundamental averiguar por antecedentes de eventos estresantes o traumáticos y por consumo de alcohol y/o drogas. La entrevista se complementa con exámenes de laboratorio, como hemograma y pruebas tiroideas para descartar otros problemas de salud.

¿Cómo se relaciona el consumo de alcohol y/o drogas con la depresión en adolescentes?

En ocasiones la depresión en adolescentes se puede asociar a un trastorno por consumo de alcohol y/o drogas. De manera que coexisten dos cuadros a la vez (comorbilidad) que deben ser tratados en concomitancia.

Asimismo, el consumo de drogas, particularmente de marihuana, puede provocar la aparición de síntomas parecidos a la depresión y, en ese caso, se requiere hacer un diagnóstico adecuado.

Es importante destacar que el consumo de alcohol y/o drogas en adolescentes es un factor de riesgo para la depresión y, a la vez, dificulta su tratamiento. De esta manera, evitar el consumo de alcohol y/o drogas en adolescentes ayudará a prevenir la depresión y facilitará su recuperación.

¿Con qué se puede confundir la depresión en adolescentes?

Los principales diagnósticos diferenciales de la depresión en adolescentes son: tristeza normal, trastorno adaptativo, trastorno bipolar, trastornos de ansiedad, trastorno por consumo de alcohol y/o drogas, duelo normal, uso de algunos fármacos (ej. corticoides), y enfermedades orgánicas tales como anemia, hipotiroidismo y déficit de vitamina B12.

Para hacer un diagnóstico apropiado se requiere una evaluación médica que considere estas otras posibilidades y las pueda distinguir.

¿Qué consecuencias tiene una depresión en adolescentes sin tratamiento?

La depresión no tratada puede tener consecuencias negativas como: deterioro funcional persistente, problemas de salud física, otros trastornos psiquiátricos (ej. trastornos de ansiedad), dificultades de aprendizaje, conductas sexuales de riesgo, abuso de alcohol y otras sustancias, y dificultades en las relaciones interpersonales.

La gravedad de los síntomas depresivos se asocia con mayor ideación y conducta suicida, así como una peor calidad de vida y salud mental en la edad adulta.

Un episodio de depresión puede remitir espontáneamente a los siete a nueve meses, sin embargo la posibilidad de recaída de un cuadro no tratado es aproximadamente de un 50% en un periodo de cinco años. Estos datos refuerzan la necesidad de prevenir e intervenir tempranamente la depresión en este grupo etario.

Derribando mitos sobre la depresión en adolescentes

Existen muchos mitos en relación con la depresión. Por ejemplo, es común escuchar que las personas que tienen depresión no están realmente enfermas, que lo que quieren es manipular o llamar la atención. La realidad es que la depresión es una enfermedad que tiene síntomas bien definidos, que son intensos y duraderos.

Otro mito es que la depresión se produce en personas que son débiles de carácter y que esta enfermedad se supera teniendo fuerza de voluntad. La realidad es que la depresión se produce por una serie de factores: biológicos, psicológicos, familiares y sociales y, por lo tanto, la forma de enfrentarla es a través de un tratamiento integral guiado por un equipo de salud mental, abordando estos distintos factores.

Por otra parte, otra gran barrera para que los/as adolescentes soliciten ayuda es que aún persiste la idea de que consultar a un psicólogo, médico de salud mental o psiquiatra no sirve o "es para los locos". La realidad es que estos profesionales están capacitados para diagnosticar y tratar a las personas que tienen depresión.

Es importante que todos contribuyamos a eliminar el estigma asociado a la depresión. Hablar de depresión es el primer paso.

¿Cómo se trata la depresión en adolescentes?

El objetivo del tratamiento de un cuadro depresivo en adolescentes es reducir y/o eliminar todos los signos y síntomas del trastorno depresivo, restablecer el funcionamiento psicosocial y escolar al nivel anterior a la enfermedad y minimizar las posibilidades de recaídas.

En todos los casos de depresión es muy importante la terapia psicológica o psicoterapia, que ayuda no solo a tratar los síntomas sino también a prevenir las recaídas. La mayor evidencia de eficacia en este grupo etario la tienen la psicoterapia cognitivo-conductual y la psicoterapia interpersonal. Además las intervenciones psicosociales con la familia son fundamentales. Muchas veces se debe incorporar intervenciones en el colegio.

En los casos de depresión moderada y grave los medicamentos antidepresivos los indica un médico de salud mental o un psiquiatra y no causan dependencia. Los fármacos que se usan de elección en este grupo etario son los inhibidores selectivos de la recaptura de serotonina (ej. fluoxetina, escitalopram).

Es recomendable iniciar el antidepresivo con dosis bajas para observar la tolerancia al medicamento y así obtener una adecuada adherencia. Los efectos colaterales de este tipo de medicamentos generalmente son mínimos.

Se debe esperar aproximadamente tres a cuatro semanas para evaluar la mejor respuesta al tratamiento farmacológico. En ese momento se decidirá si es pertinente mantener o subir la dosis o cambiar de medicamento. El tratamiento farmacológico debe mantenerse entre seis y 12 meses desde la remisión de los síntomas.

Muy importante para la adherencia al tratamiento es la psicoeducación, tanto para el/la adolescente como para sus padres o cuidadores/as.

La psicoeducación debe incluir como mínimo:

- En qué consiste la depresión.
- Cuáles son las características de la enfermedad.
- Cuáles son los tratamientos disponibles.
- La duración del tratamiento.
- Cuál es el pronóstico de la depresión.

Se debe discutir con el/la adolescente los límites de la confidencialidad, que excluye el riesgo suicida. El riesgo suicida siempre debe ser comunicado a los padres o cuidadores/as, de manera de puedan tomar las precauciones necesarias.

Un tratamiento oportuno reduce la oportunidad de consecuencias negativas.

¿Se puede prevenir la depresión en adolescentes?

Aunque suele ser difícil, sí se pueden realizar acciones que permitan prevenir la depresión en adolescentes con el objetivo de disminuir la probabilidad de desarrollar esta enfermedad.

Se denominan Intervenciones Preventivas Universales aquellas que se aplican a toda la población. En tanto, las Intervenciones Preventivas Específicas o Focalizadas son las que se aplican a un grupo que es considerado de riesgo. En este contexto, los programas específicos han tenido mejores resultados que los universales. Sin embargo las intervenciones universales no deben desestimarse prematuramente. Los colegios poseen un encuadre ideal para introducir intervenciones preventivas tanto universales como específicas y tempranas en salud mental. Los centros de atención de salud primaria también pueden aportar a la prevención, especialmente focalizada en grupos de riesgo (por ej. hijos/as de padres/madres con antecedentes de depresión), como también en intervención temprana.

La evidencia preliminar sugiere que una alternativa útil en prevención de la depresión en adolescentes son programas a través de internet (ej. Cuida tu Ánimo).

Para prevenir la depresión son útiles los siguientes consejos:

- Realizar actividad física regularmente.
- Alimentarse en forma saludable.
- Tener una adecuada higiene del sueño.
- Disfrutar el tiempo libre.
- Mantenerse en contacto con amigos.
- Utilizar el humor en la vida diaria.
- Fijarse metas realistas y alcanzables.

- Eliminar los pensamientos negativos y enfocarse en los positivos.

Mensajes claves

- La depresión en adolescentes es frecuente.
- Sin un tratamiento oportuno, la depresión en adolescentes se asocia a graves consecuencias, incluido el riesgo de suicidio.
- Se debe sospechar la existencia de depresión en un/a adolescente cuando lleva, al menos dos semanas, sintiéndose la mayor parte del tiempo deprimido/a, bajoneado/a, irritable o desesperanzado/a y con poco interés o placer al hacer las cosas.
- Especial atención hay que tener en adolescentes que ya han tenido un episodio de depresión y/o que tienen padres con antecedentes de esta enfermedad.
- Hay que romper con el estigma de la depresión en adolescentes.
- Hay tratamientos efectivos para la depresión en adolescentes.
- Programas a través de internet están probando su efectividad para la depresión en adolescentes.

Referencias

Historia de Fer https://vimeo.com/232374224

Ministerio de Salud, Gobierno de Chile (2013). Guía clínica para el tratamiento de adolescentes de 10 a 14 años con depresión. Serie Guías Clínicas no GES.

Ministerio de Salud, Gobierno de Chile (2020). Guía de práctica clínica para el abordaje de depresión en adolescentes.

Rey JM., Bella-Awusah TT., Jing L. (2017). Depresión en niños y adolescentes. (Prieto-Tagle MF, ed.). En Rey JM (ed), *Manual de Salud Mental Infantil y Adolescente de la IACAPAP*. Ginebra: Asociación Internacional de Psiquiatría del Niño y el Adolescente y Profesiones afines. www.cuidatuanimo.org

Testimonios

"No salía de casa por avergonzarme de tener muchos kilos de más, odiaba mi cuerpo. Creo que no puedo llamarle a esto 'vivir', preocuparse demasiado de la ingesta de calorías, tener miedo a volver a engordar como antes, verte al espejo y llorar, pensar que la gente te está juzgando solo con una mirada, querer morir todos los días, no tener fuerzas para nada y que nada te haga feliz". Joven mujer de 19 años.

"Todos los integrantes de mi familia han pasado por depresión, mis abuelos, primos, tíos, mamá... y yo no soy la excepción. Cuando pequeña vi muchas peleas en mi familia y en el colegio sufrí de bullying. Tengo un dolor tan grande en el pecho, es como si saliera un demonio dentro de mí." Joven mujer de 19 años.

Depresión en el embarazo y el puerperio

Enrique Jadresic

En la actualidad se le presta cada vez mayor atención a la salud mental de la mujer durante el embarazo y el puerperio[1]. Esto se debe a que la salud mental de la mujer incide en su bienestar como puede, al mismo tiempo, afectar el desarrollo y salud de su bebé. Sin duda, la transición hacia la maternidad se acompaña de grandes cambios en la esfera emocional, en especial cuando la mujer se enfrenta al rol de madre por primera vez. Ahora bien, conocer los cambios psicológicos de este periodo le permite a la mujer saber si algo que le sucede es esperable y, de no ser así, le ayuda a consultar y recibir el tratamiento adecuado en forma oportuna.

Desde el punto de vista psicológico, cada mujer siente de forma diferente su embarazo. Además, en una misma madre, cada embarazo se asocia a vivencias distintas. Entre los factores que influyen en el estado psicológico de una embarazada, o de una nueva madre, se encuentran su edad, su estructura de personalidad, las experiencias de vida previas, las características del embarazo/parto/posparto actual y los anteriores (si los tuvo), el apoyo de la pareja y familiares y, en general, la situación de vida que la rodea.

Se debe tener presentes los cambios emocionales normales que suelen ocurrir en las distintas etapas del embarazo.

[1] Puerperio o posparto: periodo que transcurre desde el parto hasta que la mujer vuelve al estado de no embarazo.

Cambios emocionales durante el primer trimestre del embarazo

Muchas veces se presentan sentimientos contrapuestos. Si bien muchas embarazadas experimentan sentimientos de felicidad y alegría, a menudo ellos se acompañan de una gran ansiedad por la responsabilidad que significa asumir el rol de madre. A su vez, durante las primeras semanas puede haber un estado de incredulidad que desaparece poco a poco. También es frecuente un mayor grado de identificación de la mujer con su madre, o bien otras mujeres (hermanas, amigas) que representan modelos para ella. Algunas mujeres sienten que alcanzan un mayor estatus con sus embarazos y declaran recibir mayor atención de parte de familiares y amigos.

A veces puede haber rechazo o ambivalencia con relación al embarazo, sobre todo si este no es planificado. Por ejemplo, algunas mujeres que tenían planes profesionales o de otro tipo pueden sentir frustración frente a un embarazo que consideran inoportuno o, incluso, rabia o sentimientos de rechazo. También puede haber temor de que el feto presente anormalidades o de que se produzca una pérdida del embarazo, sobre todo cuando ha habido una pérdida anterior. Si una pérdida ocurre, la mujer puede experimentar culpa por la ingesta de alcohol, el consumo de tabaco o por no haber seguido el reposo indicado.

Las embarazadas que han estado tomando medicamentos pueden tener dudas sobre la conveniencia de seguir con ellos y temor del potencial daño para el feto si su ingesta se mantiene. Por otro lado, la suspensión de los medicamentos puede generar ansiedad por la posibilidad de que se descompense el trastorno que está siendo tratado.

Cambios emocionales durante el segundo trimestre del embarazo

Suele ser el trimestre en que la mujer se siente mejor, pues por lo general han cedido las náuseas y los vómitos. El inicio de los movimientos fetales y la visualización del feto a través de las ecografías contribuyen a una mayor cercanía con el feto. La mujer ha asumido y se ha adaptado al embarazo. Se experimenta un cierto desapego respecto de los compromisos laborales. Se comienza la preparación para el parto.

Por cierto, puede haber gran variabilidad de sentimientos. Algunas mujeres pueden resentir el cambio corporal y el aumento de peso, pensando que eso las puede hacer perder el atractivo físico. Otras, en especial las que deben guardar reposo prolongado, pueden sentirse solas o sentir envidia de que la pareja o los pares sigan trabajando.

Cambios emocionales durante el tercer trimestre del embarazo

Es común que se combinen la alegría por la inminencia del parto y un cierto grado de ansiedad. Muchas mujeres se muestran impacientes por terminar el embarazo y tener a su bebé. Esto prepara a la madre para la separación corporal que se producirá después del parto. En general, se produce una mayor cercanía con la madre u otras figuras femeninas. Se empieza a tomar medidas de orden práctico para preparar el "nido". En algunos casos la ansiedad propia de este periodo se intensifica, pudiendo aparecer ansiedad fóbica acerca del parto, el dolor y la clínica u hospital. No es raro que la mujer se imagine o tema sufrir un accidente, morir en el parto o que el niño nazca con problemas.

El parto

Alrededor del 20% de las embarazadas dice tener temor del parto. Es más frecuente entre las que van a dar a luz por primera vez y solo en un porcentaje muy menor resulta limitante. Es útil diferenciar entre un miedo "primario" al parto y aquel que es secundario a una experiencia obstétrica traumática anterior. A esta última condición se le denomina trastorno por estrés postraumático secundario a un parto previo. Según diversos estudios, se ha encontrado que alrededor del 2 al 5% de las mujeres tiene síntomas de estrés postraumático durante el primer año posparto.

Cambios emocionales durante el posparto

Las primeras reacciones emocionales al tener un niño sano son por lo general de alivio, alegría y satisfacción, a pesar del cansancio natural de este periodo. El encuentro de la madre con su bebé suele ser un momento de emociones positivas, en especial cuando se inicia la lactancia. Muchas mujeres notan no solo la aparición gradual, o el fortalecimiento, del vínculo con su bebé, sino también mayor cercanía con su pareja o bien identificación con su propia madre. La ausencia de emociones maternales hacia el bebé o los sentimientos de rechazo son infrecuentes, incluso en madres con depresión posparto.

En general, es pertinente tener presente que la llegada de un nuevo hijo/a puede generar gran estrés a la mujer. Esto no es sorprendente si consideramos que ella debe adaptarse a las nuevas tareas que impone el papel de madre, sin haber tenido un aprendizaje especial para esto, muchas veces teniendo molestias físicas, y a veces escaso apoyo.

Factores de riesgo de depresión durante el embarazo y el posparto

En la Tabla 1 se incluyen los factores de riesgo de sufrir depresión durante el embarazo o en el posparto.

Tabla 1. Factores de riesgo de depresión durante el embarazo y el puerperio.

– Estar embarazada/haber sido madre por primera vez.
– Haber sufrido de depresión en el embarazo o posparto con anterioridad.
– Haber presentado depresión en otras épocas de la vida.
– Tener antecedentes familiares de depresión.
– Presencia de un conflicto de pareja.
– Fumar durante el embarazo.
– Carecer de apoyo familiar o del entorno.
– Embarazo adolescente.
– Embarazo gemelar.

Se sabe que el mejor factor predictor de la depresión posparto es la depresión del embarazo. Por lo tanto, tratar en forma oportuna a toda embarazada con depresión durante el embarazo reducirá el riesgo de que esa mujer presente una depresión durante el puerperio.

Entre los factores que ayudan a disminuir la depresión posparto está la lactancia. En efecto, las mujeres que amamantan a sus bebés reducen en un 50% las posibilidades de deprimirse después del parto.

Ansiedad durante el embarazo y el posparto

Los trastornos de ansiedad son frecuentes en la población general, en particular entre las mujeres. Pueden ser de diverso tipo (trastorno de pánico, trastorno de ansiedad generalizada, trastorno de ansiedad social, etc.) y no es infrecuente que una persona presente más de un trastorno en forma simultánea. Como en cualquier época de la vida, durante el embarazo/puerperio se puede desarrollar uno de estos trastornos, en especial si la gestante/madre ha debido enfrentar situaciones de vida estresantes. Por supuesto, en estos casos, es recomendable buscar ayuda pues se puede aliviar a la madre y así beneficiarla tanto a ella como a su bebé. Se cuenta con medidas de orden general que pueden ser beneficiosas (reposo, meditación, relajación, yoga, etc.) y también con tratamientos de psicoterapia y farmacológicos. A veces puede ocurrir que una mujer quede embarazada estando en tratamiento farmacológico por alguno (o más) de estos trastornos. De ser así, es comprensible que la mujer quiera suspender la medicación con la finalidad de no afectar a su bebé. Sin embargo lo más adecuado es contactar al médico que indicó el medicamento, o al ginecoobstetra, para evaluar si es pertinente o no discontinuar el tratamiento. En lo que concierne a los psicofármacos, rara vez es necesario suspenderlos en forma brusca debido a un embarazo. En general se pueden suspender en forma gradual y, además, en muchos casos es preferible mantenerlos. Lo mismo sucede durante la lactancia. Antes de suspender cualquier psicofármaco es aconsejable evaluar en conjunto con el médico la pertinencia de mantenerlo o discontinuarlo.

Depresión durante el embarazo

Si bien alrededor del 30% de las embarazadas presenta síntomas transitorios de depresión o ansiedad en algún momento de la gestación, en estos casos no se puede hablar de depresión mayor o de una enfermedad depresiva, pues los síntomas son pasajeros y no se compromete el nivel de funcionamiento acostumbrado. La depresión mayor o enfermedad depresiva, en cambio, afecta a un número menor de mujeres (una de cada diez) y sus síntomas son más intensos y prolongados. En general, son similares a los observados en depresiones mayores de otras épocas de la vida (Tabla 2).

Tabla 2. Síntomas de la depresión mayor.

Síntomas cardinales: – Ánimo depresivo la mayor parte del tiempo, casi todos los días por dos semanas, y/o – Pérdida de interés en, o de la capacidad de gozar de actividades que la persona habitualmente disfruta.
Otros síntomas: – Fatiga o falta de energía. – Inquietud o sensación de enlentecimiento. – Sentimientos de culpa o minusvalía. – Dificultades para concentrarse. – Alteraciones del sueño. – Pensamientos recurrentes de muerte o suicidio.

Los síntomas principales son el desánimo persistente (de más de dos semanas de duración) y/o la pérdida de la capacidad de disfrutar o el desinterés por las responsabilidades cotidianas (que sin embargo se pueden continuar realizando a costa de un mayor esfuerzo). Con frecuencia aparecen también sentimientos de culpa o insuficiencia y se deteriora la autoestima. De regla se produce malestar clínicamente significativo y se resiente el nivel de funcionamiento habitual. Estos casos deben ser tratados, en beneficio de la madre y del bebé en gestación, porque la depresión puede afectar el bienestar materno y fetal, como también el desarrollo de este último.

Síntomas depresivos durante el posparto

Un número considerable de mujeres sufre de síntomas de depresión durante el posparto. En este periodo dichos síntomas pueden formar parte de tres cuadros clínicos distintos:

Disforias posparto (baby blues)

También llamadas *baby blues*. Se caracterizan, principalmente, por un estado de labilidad emotiva que se traduce en tendencia al llanto. Por lo general se acompañan de un cierto grado de angustia y desánimo leve. Aparecen durante las primeras 48 horas después del parto y duran algunas horas o a lo más un día o dos, nunca se prolongan más allá de una semana. Son estados sumamente frecuentes ya que 2/3 de las madres los presentan. Se trata de cuadros pasajeros, autolimitados, por lo que no requieren tratamiento. Se relacionan, aparentemente, con el retorno brusco de las hormonas sexuales a sus niveles habituales.

Depresión posparto

El 10% de las madres que da a luz sufre de una depresión mayor posparto. La depresión anímica es más intensa y persistente que en las disforias. Además, aparecen síntomas que son comunes de encontrar en las depresiones mayores que se presentan en otras épocas de la vida: disminución del apetito, alteraciones del sueño (desproporcionadas a las perturbaciones del dormir propias de la crianza), sentimientos de culpa, de insuficiencia o minusvalía. La mujer se siente culpable de no ser una buena mamá, de descuidar al recién nacido o a los otros hijos, experimenta angustia y sensación de agobio. Puede haber reticencia a asumir el cuidado del bebé y, rara vez, deseos de morir. Este cuadro corresponde a las verdaderas depresiones posparto y sus síntomas, a diferencia de lo que se podría suponer, aparecen varias semanas después del parto y alcanzan su intensidad máxima, por lo general, entre el segundo y el tercer mes.

Psicosis posparto

Se trata de un padecimiento muy poco frecuente (1/500 partos) y habitualmente se presenta en las primeras dos semanas después que la mujer ha dado a luz. Por su gravedad, requiere, necesariamente, atención especializada y, muchas veces, hospitalización. El cuadro clínico incluye deterioro anímico acentuado, productividad psicótica (delirios y/o alucinaciones) y, a veces, alteraciones conductuales.

De los tres cuadros recién señalados, los que revisten mayor importancia desde el punto de vista práctico son las depresiones posparto propiamente tales. A menudo no se diagnostican, ya sea porque se prioriza la salud física de la madre y/o el bienestar del recién nacido; o porque las mismas mujeres no consultan, por desconocimiento, prejuicio, o por temor a aparecer inadecuadas o a defraudar la creencia habitual de que la maternidad invariablemente se asocia a estados psicológicos positivos, lo cual –como hemos visto– no siempre es así.

Tratamiento de la depresión durante el embarazo y el posparto

Considera tres pilares fundamentales:

1. Una buena relación médico-paciente
   Es el eje del tratamiento y supone establecer, en el contexto de una relación de confianza, una alianza terapéutica que incorpore, también, al futuro padre o al padre del bebé. Muchas veces la paciente o su entorno tienden a percibir lo que sucede como derrota, fracaso, incapacidad, flojera o una falla de la voluntad. Se hace necesario, entonces, explicarle a la mujer y su familia que se está frente a una enfermedad del ánimo y que se dispone de tratamientos adecuados. A menudo se requiere la derivación a un especialista, pero en ocasiones el mismo ginecoobstetra puede iniciar la prescripción de fármacos.

2. Psicoterapia individual y manejo familiar
   Se evalúa la necesidad de psicoterapia individual y se considera siempre a la familia. La psicoterapia individual brinda apoyo y se aboca a la contención y compañía, evitando centrarse en el análisis inoportuno de

conflictos psicológicos antiguos. A veces es necesario efectuar, simultáneamente, o bien posteriormente, psicoterapia familiar, la cual debe ser realizada por un especialista. Con frecuencia la familia o alguno de sus miembros sugieren, con muy buena intención pero en forma equivocada, que la mujer realice un número mayor de actividades o que busque distraerse, pero una mujer que está debilitada por su depresión anímica no infrecuentemente percibirá esto como una presión. En consecuencia, es fundamental que la familia entienda que la madre sufre de una enfermedad y que no se le puede exigir, debiendo, por ejemplo en el caso de que requiera medicación, limitarse sencillamente a cumplir con la ingesta del fármaco indicado o, si se trata de una mujer que ya ha tenido a su bebé, a hacerse cargo del mismo, si está en condiciones de hacerlo. En esta última tarea la madre debe ser asistida, y a veces reemplazada, por alguien cercano. Se suele concordar con la mujer y su familia que en este periodo ella debe realizar solo lo que esté en condiciones de hacer, precisando que, en la medida que recupere el ánimo, ella misma va a querer y poder hacer más cosas.

3. Uso de fármacos:
   Si bien lo ideal es evitar en lo posible el uso de fármacos durante las primeras doce semanas de gestación, en la actualidad se sabe que hay medicamentos que se pueden administrar durante el embarazo sin comprometer el bienestar del feto. A su vez, algunos fármacos se pueden administrar durante el posparto, sin necesidad de suspender la lactancia. Es más, cuando la madre ha sufrido de depresión durante el embarazo o posparto con anterioridad, y se apronta a tener un bebé nuevamente, cabe considerar la posibilidad de usar un medicamento antidepresivo en forma preventiva. En estos casos, se

comienza a tomar el medicamento durante el embarazo o en el puerperio inmediato.

Los psicofármacos más empleados en el periodo del pre/posparto son los inhibidores de la recaptura de serotonina, tales como sertralina, fluoxetina, citalopram o escitalopram. La decisión de si usar o no este u otro grupo de medicamentos durante este periodo de la vida, debe ser siempre hecho por un médico, quien efectuará un análisis cuidadoso de la relación riesgo/beneficio teniendo presentes la historia psiquiátrica materna, las consecuencias de no tratar la enfermedad, la información farmacológica disponible –poniendo particular énfasis en los posibles efectos adversos sobre la madre y el feto/lactante– y los eventuales beneficios terapéuticos.

El papel del padre en el embarazo y el posparto

Hay un atributo de los seres humanos que los hace únicos: a lo largo de su evolución se instaló en ellos una estrategia de crianza que incluye la intervención de otras personas para el mejor desarrollo de los bebés. Esta suma de esfuerzos de cooperación, en que el rol del padre es fundamental, permite a los pequeños tomarse un tiempo muy largo para madurar, en comparación con lo que sucede en otras especies.

Se sabe que durante el embarazo y el posparto de su pareja el hombre también atraviesa, al igual que la mujer, por una etapa de cierta vulnerabilidad y tiene mayores necesidades que en otros periodos de su vida. El futuro padre puede experimentar sentimientos de ambivalencia, incertidumbre y temor a las responsabilidades asociadas a la paternidad. También puede sufrir de ansiedad y depresión, especialmente si la salud mental de su pareja está comprometida. Además, se ha visto que si la madre tiene una depresión posparto, el hecho de que el padre esté presente e interactúe regularmente con el bebé tiene un efecto protector para el hijo o hija. Ahora bien, independientemente de si la mujer sufre de una depresión o de un cuadro médico, el padre siempre debe favorecer un apego seguro con su hijo. La presencia de ese apego contribuye al desarrollo cognitivo, social y emocional del bebé, mientras que su ausencia incrementa sus posibilidades futuras de presentar un trastorno mental.

Bibliografía

Germain A. *Embarazo: antes, durante y después. Todo lo que los futuros padres deben saber.* Santiago de Chile: Origo Ediciones, 2018.

Hartman J., Ryan T. *Disfruta de la maternidad.* Barcelona: Random House Mondadori, 2002.

Martín Maldonado-Durán J. Salud Mental Perinatal. Washington DC: Organización Panamericana de la Salud, 2011.

Testimonios

"Se deprimió. Es profesora. Fue violada a los 17 años. Al cursar su primer embarazo, revivió este hecho".

"Se deprimió. Es vendedora en un supermercado. Siempre ha sido 'nerviosa', y 'autoexigente'. Desde la adolescencia ha tenido crisis de pánico, hasta los 14 años dormía con la mamá. Hace dos meses fue madre por primera vez . Le ha costado la crianza y su marido debe volver a trabajar".

"Se deprimió. Es dentista. Luego de tener a su primer hijo se deprimió. Dice: 'Mi esposo quiere otra guagua. La idea es bonita, pero me aterroriza No creo que pudiera enfrentar una segunda depresión posparto'".

Depresión en la vejez

Graciela Rojas

Angélica vive sola, es viuda, autovalente. Se siente deprimida. Durante la entrevista se queja que los hijos y nietos son ingratos y la visitan poco. Esta aseveración no es coherente con la información detallada que entrega de la vida de todos y cada uno de ellos. No los quiere invitar pues eso sería mucho trabajo. *¿Serán sus expectativas realistas? La vida moderna es agitada y los más jóvenes disponen de poco tiempo.*

Alicia, en cambio, también vive sola, es viuda y autovalente. Se siente deprimida. Está satisfecha con sus relaciones familiares. Con orgullo cuenta sobre su calendario de invitaciones a almorzar y lo que prepara en cada oportunidad. Estaba bien hasta que tuvo un vértigo y una caída. Los medicamentos recetados le producen decaimiento.

Introducción

Los trastornos psiquiátricos en la vejez deben ser analizados en el contexto de un proceso natural de envejecimiento físico, mental y social, que transcurre a lo largo de nuestra vida. En cada caso particular influyen la biografía, el contexto socioeconómico y la personalidad. La mayoría de los senescentes sufren al menos una enfermedad física; sin embargo solo una minoría está incapacitada para llevar a cabo sus actividades de la vida diaria, necesitando vivir en hogares protegidos o casa de reposo. Con el envejecimiento se producen cambios en la velocidad de las actividades intelectuales, pero la mayoría de los senescentes permanece mentalmente competente y socialmente integrado.

Los estudios epidemiológicos indican que los trastornos psiquiátricos en personas que viven en la comunidad son menos prevalentes en el grupo etario mayores de 60 o 65 años, en comparación con los adultos más jóvenes, con excepción de los trastornos orgánicos cerebrales, que aumentan con la edad.

En nuestro país existen escasos estudios epidemiológicos que hayan incluido población adulta mayor. La Encuesta Nacional de Salud nos indica que en nuestro país hay una alta prevalencia de síntomas depresivos en los adultos mayores, superior en mujeres que en hombres, pero esta sintomatología depresiva no cumple los criterios de una enfermedad depresiva.

Los problemas psiquiátricos en los adultos mayores son más frecuentes en los servicios médicos hospitalarios y ambulatorios. Estudios internacionales indican que las cifras de patología psiquiátrica aumentan a 40%-50% entre los senescentes hospitalizados por enfermedades físicas, siendo frecuente la comorbilidad de enfermedades físicas con trastornos depresivos, ansiosos o estados confusionales. Un estudio llevado a cabo en consultorios de atención primaria, en nuestro país, indica que más de un 40% de los senescentes que consultan por morbilidad general presentan un trastorno psiquiátrico.

En suma, la sintomatología depresiva es frecuente en los ancianos pero la enfermedad depresiva es menos prevalente en esta etapa de la vida en comparación con periodos más juveniles de la vida.

La depresión afecta la calidad de vida de quienes la sufren está asociada al sexo femenino, problemas de salud, pérdida de la pareja, nivel socioeconómico bajo, soporte social pobre, y a la ocurrencia de eventos vitales recientes, inesperados y adversos.

En nuestro país, en la vejez se acumula una serie de circunstancias y eventos de vida negativos asociados al contexto socioeconómico. De partida, el retiro de la vida laboral implica en la mayoría de los casos una disminución de los ingresos; la disminución de la capacidad auditiva y de la visión no siempre es compensada con audífonos y lentes de calidad; incluso algo tan simple como caminar no siempre se acompaña de zapatos o veredas seguras. A medida que las personas envejecen deben gastar más en salud pues se encarece su seguro y el gasto de bolsillo. A estos aspectos hay que agregar eventos de vida como la viudez y la pérdida paulatina de amigos/as. Tomando en cuenta estas consideraciones, podemos afirmar que en la vejez hay un grado importante de resiliencia y capacidad adaptativa.

¿Como se presenta la depresión en la vejez?

Las clasificaciones internacionales no distinguen una enfermedad depresiva propia de la vejez, de modo que los criterios diagnósticos internacionales son válidos para esta etapa de la vida. Una persona está deprimida si presenta disminución del estado del ánimo y/o incapacidad para disfrutar de la vida, junto a otros síntomas emocionales, físicos y cognitivos.

La literatura distingue una depresión de inicio temprano y una de inicio tardío. La segunda se caracteriza por: menor frecuencia de antecedentes familiares de trastornos afectivos, mayores tasas de recurrencia, mayores índices de deterioro en los test neuropsicológicos, mayor incidencias de procesos demenciales en los estudios de seguimiento, y más alteraciones cerebrales en los exámenes de neuroimágenes.

La presentación de los síntomas de la depresión puede ser diferente en los senescentes en comparación con los adultos más jóvenes, existiendo en la vejez mayor énfasis de los síntomas somáticos y cognitivos de la depresión, así como de las ideas paranoides y de insufiencia.

A pesar de los avances en el tratamiento farmacológico de la depresión, el pronóstico de esta se hace más incierto en la vejez. Los estudios longitudinales sugieren porcentajes de cronicidad en los ancianos con Depresión Mayor del orden del 7% al 30%.

Todo adulto mayor que tiene síntomas depresivos debe ser evaluado integralmente y considerar su historia, su salud física y su consumo de fármacos.

La evaluación de un posible cuadro depresivo requiere llevar a cabo un estudio que debe incluir exámenes de laboratorio y eventualmente de imágenes, pues es frecuente que la sintomatología depresiva sea la expresión de una enfermedad física, como, por ejemplo, una disfunción tiroidea, un cáncer o la descompensación de una enfermedad crónica. El análisis acucioso del consumo de fármacos puede indicarnos que algunos de estos tienen como efecto secundario síntomas depresivos.

La presencia de alteraciones cognitivas en los ancianos deprimidos plantea la posibilidad de un deterioro cognitivo asociado a algún tipo de demencia. Algunos senescentes deprimidos presentan un síndrome demencial que desaparece con la remisión del cuadro depresivo y que se conoce como pseudodemencia depresiva. Otros pacientes depresivos presentan síntomas cognitivos después de la remisión del cuadro depresivo y desarrollan una demencia senil. Actualmente se ha sugerido la existencia de un *continuum*, en uno de cuyos extremos encontramos casos en que las alteraciones cognitivas son síntomas de la depresión que desaparecen con el tratamiento de esta, y en otro extremo, casos que evolucionan claramente hacia una demencia senil. Pacientes geriátricos internados en servicios de psiquiatría con el diagnostico de Depresión Mayor cumplen en un 40% de los casos, además, criterios para Demencia Senil. Entre los ancianos con Demencia Senil encontramos cifras de 25% a 50% de prevalecía de depresión.

Los pacientes acianos con una enfermedad depresiva que se ha presentado con alteraciones cognitivas importantes desarrollan 2,5 a 6 veces más demencias irreversibles, en comparación con la población geriátrica general, lo que obliga a controles estrictos de seguimiento.

Tratamiento de la depresion en la vejez

La depresión es una enfermedad compleja y también lo es su tratamiento. Esta afirmación es especialmente válida en los adultos mayores en los que la depresión se presenta, la mayoría de las veces, en forma concomitantes con enfermedades físicas y con consumo de múltiples fármacos.

Su tratamiento incluye varios componentes: educación, psicoterapia y farmacoterapia.

Dado que la gran mayoría de los pacientes que sufren de una enfermedad depresiva sufren de un contexto psicosocial desfavorable y/o están enfrentados a eventos vitales negativos, la psicoterapia es un elemento terapéutico necesario en la mayoría de los casos.

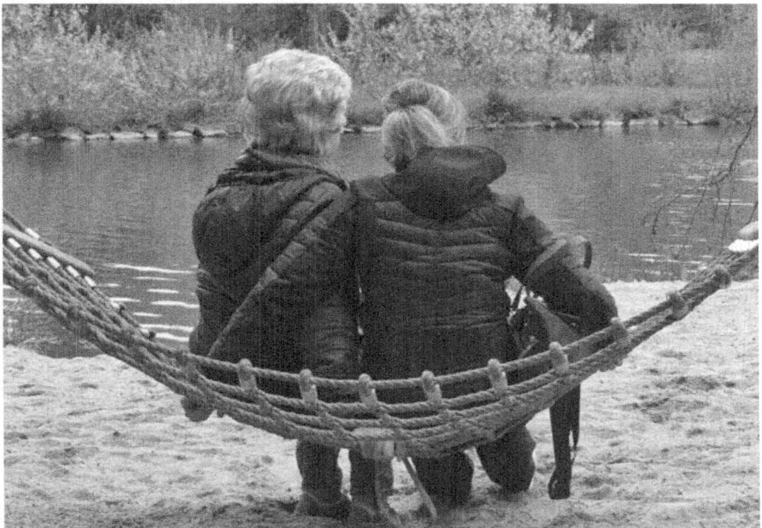

Los pacientes que presenten un Episodio Depresivo de carácter moderado y severo, es decir, cuyos síntomas sean de una intensidad relativamente importante y causen algún grado de incapacidad, deben ser tratados farmacológicamente.

Las opciones psicoterapéuticas y farmacológicas para el tratamiento de la depresión son variadas y han aumentado en las últimas décadas

En la actualidad existen fármacos antidepresivos con efectos colaterales muy tolerables para los pacientes geriátricos. Los *inhibidores de la recaptación de serotonina* escitalopram, citalopram, fluoxetina, paroxetina y sertralina, entre otros, son los de primera elección en la mayoría de los adultos mayores.

En resumen

Los adultos mayores enfrentan una serie de eventos y circunstancias que explican una frecuencia elevada de síntomas depresivos. Sin embargo se enferman menos de depresión que las personas más jóvenes, lo que revela una resiliencia para enfrentar las circunstancias de la vida. Algunos autores han afirmado que los ancianos son sobrevivientes de muchas catástrofes.

Referencias

Weiner R., Blazer D., Steffens D. Essentials of Geriatric Psychiatry. Washington, DC; *American Psychiatric Pub*.2012.

Blazer D. Textbook of Geriatric Psychiatry. Washington, DC *American Psychiatric Pub.* 2009.

Quiroga P., Rohde G. Psicogeriatría: Bases conceptuales. Clínica y Terapéutica Integral. Chile: *Ediciones de la Sociedad de Neurología, Psiquiatría y Neurocirugía*; 2002.

Vidal G., Alarcón R., Lolas F. (Directores) *Enciclopedia Iberoamericana de Psiquiatría.* Editorial Médica Panamericana, Buenos Aires, 1995. 3 vols., alrededor de 3.500 págs.

Testimonio

"Se deprimió. Es dueña de casa y adulta mayor. Dice que está enferma y asegura que tiene cáncer. Su hija la acompaña y dice: Siempre le ha pasado lo mismo. Si usted le receta un antidepresivo se mejorará rápidamente doctora".

E D I T O R I A L   U N I V E R S I T A R I A

Made in the USA
Monee, IL
18 October 2026

66035463R00080